JN234568

Jacques Testart

L'Œuf transparent

ジャック・テスタール

小林幹生 訳

透明な卵

補助生殖医療の未来

りぶらりあ選書／法政大学出版局

Jacques Testart
L'ŒUF TRANSPARENT

© 1986 by Flammarion

Japanese translation rights arranged with
Flammarion, Aubier
through le Bureau des Copyrights Français, Tokyo.

目次

凡例 vi

序——ミシェル・セール 1

第一章 板ばさみになって 17

第二章 試験管から見世物ベビーまで、あるいはアマンディーヌの真実なる前史 31

動物の時代 34

新世界 38

とんでもない計画 41

もの思い 44

戦闘的研究者 48

初期の患者たち　52
FIVÈTE種の患者たち　55
男たち、女たち　58
悲しき協力　63
アマンディーヌ誕生　66
マスコミ　70
勲　章　74
患者の再創造　78
モグラとFIVÈTE　80
第三章　研究者、医学、小さな患者　87
第四章　FIVÈTEの周囲で　97
補足的な技術　100
FIVÈTEの変種　111
同定と矯正の技術　115

FIVÈTEの変質　119
第五章　人間の思い出のほうへ　129
〈参考〉　真正基本版 FIVÈTE　149
医学的適応　149
FIVÈTEの過程　154
試験管内の段階　159
費用と成果　164
専門用語集　173
図　版　177
訳者あとがき　187

凡例

本書では、体外受精および胚移植法（英語ではIn Vitro Fertilization and Embryo Transfer［IVF‐ETなどとも呼ばれる］）を、そのフランス語（Fécondation in vitro et transfert d'embryon）の略称、FIVÈTE《フィヴェット》と表記する。これは、日本語の名称が長たらしいことと（一般には「体外受精」で通用しているようだが、胚移植を行わない体外受精も考えられないことはないので、適切とは思われない）、本書の中でこの技法が比喩的にほとんど一個の生き物のように表現されている箇所が多く見られることを、勘案したためである。

原注（わずかしかない）は本文当該個所を（原注）で示し、段落のあとに収める。訳注は最小限にとどめ、割注にして付す。

なお、巻末の専門用語集にある語には、本文初出に際して、語の右肩に＊が付されているので、参照していただきたい。

序

ファウスト博士は、幸福な人という異名をとっていた。その時代、科学は喜びではちきれんばかりだったから、科学は自らの行いを良きものと見なし、ときには魂を悪魔に売り渡すことさえ考えたものだった。事実上、このような幸福は、ヒロシマの日まで、われわれのもとを離れなかった。もっとも、科学のナルシシスムにくだったこの最初の一撃も、以来、爆弾がその威力を増しつつ、増殖するのを妨げなかったが、この進歩のために、技術者や政治家たちの功績を讃えるわけにはいくまい。どこから見ても純粋に科学的な活動が、知識とは別の問いを提出し始めるようになったのだ。

科学がもたらす勝利と不安は、この半世紀来、物理学から生物学へと徐々に移行してきた。厳密かつ実験的になった科学は、今や強力に身体に干渉してくる。永遠を目的とした行為として、死体にメスをふるい、そこからミイラを作ったわれわれの祖先のように、死者に干渉するのではない。合理的な計画と予測に基づいた行為として、生殖という自然なしかし不確実な機能に、ますます取って代わろうとしながら、生者と可能性に干渉してくるのである。そのとき、科学は、科学者に対して、知識とは別の問いを投げかける。「ファウスト」であり続けながら、科学者はなお幸福でいられるのだろうか、と。

＊＊＊

われわれの世紀のファウスト博士、ジャック・テスタールは幸福だと言うべきである。つまり、彼は、先端技術の分野でまちがいなく先頭に立って多くの発明を行い、新時代の最初の娘、アマンディーヌ［フランス初の体外受精児。一九八二・二・一四生］の父となり、われわれの時代の偉人たちに混じってもその高名を知らない者はないのだから、幸福である。にもかかわらず、彼は、突然不安を覚えると、実験可能なもののかなたに視線を向け、その研究者の情熱を競争の病を越えた高みに傾けながら、慎重かつ冷静、思慮に富み、深い洞察力を発揮する。「われわれは、」と彼は言う。「競争に追い立てられて、いったい何をしているのだろう。われわれはどこに向かっているのだろう。近い将来、われわれがほとんど人工的に生み出す人間は、われわれがホモ・サピエンスとちがう以上に、われわれとは似ても似つかぬ者になるだろう。それゆえ、われわれは、それと知らずに、われわれ人間の忘却を準備していることになる。すでに、それが何だったのか思い出すのもやっとなのだ。」古代ギリシャ人にとって、真実とは、ちょうどこのような忘却の反対として、定義されていたことを言っておくべきだろうか。この消滅は人々の不安をかき立てる。

不安、恐怖、待機と省察の要求といった特徴によって、第二世代の科学者は定義されるが、この世代の科学者は、ファウスト博士が古代のミイラ作りとちがっていたのと同じくらい、ファウスト博士とちがっている。この本とその著者が読者に求めている一時停止を、その読者もまたしばらく前から求めている。われわれの時代は、われわれを支配している権力に対抗する権力を、われわれを押さえつけている厳しい支配に対抗する優しい支配を探し求め、なお人間的たろうとする知の上に、愚かにも移し替えられた動物的な競争について、新たな省察を要求する。第二世代の科学者であるジャック・テスタールは、不安を抱き、公正な立場で、慎重に、深い洞察力をもって、第一世代が創り出したさまざまな不協和音からわれわれを守ろうと努める。第一世代は、知識を得ることによって力を得ることができた。今は、そのうえさらに、考えるべきときである。新しい科学は、幸福である以上に、いやそれどころか、深刻なものになっているのだ。

ここに、一冊の本と人一倍まじめで信頼のおける著者がいる。まず第一に、この本と著者が語り、説明していている中身の専門的な質の高さを信用したまえ。次に、考察し、告白し、予測していることを、特に信用することだ。結局のところ、われわれが言葉だけで信用するのは、所属するグループとその圧力からはみ出した者たちだけだ。そうした人々は、他人の受け売りはせずに、予言する。ジャック・テスタールは、知識をもち、事を行い、考える。このまれな出来事に感嘆したまえ。

今日、考えるべきことと言えば、何があるだろうか。肉体的に新しい人間の到来こそ、それである。

＊＊＊

人間のことを、あの身体を失う動物と呼ぼう。（原注）

（原注）　以下のテキストは、『遺伝学、生殖、権利』シンポジウム（一九八五年）（議事録はアクト・シュッド社刊）において、若干異なる形で発表されたものである。

われわれの器官は、しばしばその機能を内側から漏らしては、外部にまき散らしているようなものだ。口は、かつての動物の口のように、もはやものをくわえるのではなく、話し、意味を伝える。手は、動物の脚のように、もはや地面に体を支えたり、歩いたりするのではなく、ものをつかむ。つかめるようになるとすぐ、仕事をするようになる。もうほとんど手仕事をしなくなると、書いたり、キーをたたいたりする。もうあまり書くこともしなくなって、手は、今日、何をしようともくろんでいるのだろうか。記憶が、要素ごとに分解したその思い出を、ページの上に移し替えることによって、今や、われわれは、古い神経系の機能を空間に客体化する本やネットワークや銀行に、取り囲まれるようになっている。われわれは失う。われわれは、母親のひざや子宮のように穏やかな住居で眠りにつくが、社会的な空間が、そしてじきに物理的世界が、ひとそろいの散乱したわれわれの手足で、いやむしろ、われわれの手足が身体の外部に移した古い機能でいっぱいになれば、われわれの手足は、また新しい機能を見つけようと努めるのだ。

人間のことを、身体がその機能を放棄する動物と名づけよう。動物は守備堅固な要塞であり続ける。この動物的な城壁を失い、孔《あな》だらけになった人間は、その中身を漏らし、その能力を空間にまき散らす。この流出が歴史を作り、われわれの長い時間にリズムを与えているのである。

したがって、われわれの歩みを修正し、獲物の代わりに言葉を与え、蠟版やコンピュータのメモリーに思い出を刻みつけ、われわれの機能や関係の代わりをするひとそろいの制度や機械の種を世界中にまいてきた運命が、どうして生殖を見逃してくれるだろうか。こうして、卵巣と陰嚢は独身の細胞たちを身体の外部にまき散らし、この細胞たちは卵巣にも陰嚢にもおかまいなく、しかし言葉と企業の助けを借りて、世界に新天地を切り開こうとしているのだ。身体は、またしてもその機能の一つを失い、その種を空間にまき、またしても制度や、物や、言説や、時代を生み出す。つまり、これは、変動《エヴォリュション》ではあっても革命《レヴォリュション》ではなく、以前から予想がついたはずの歴史である。当たり前のことは、いつもわれわれの不意をついてやって来るのである。

われわれは、ただ子供たちだけを誕生させるのではなく、石と鉄と法でできた街全体をもまた産み落とす、いや流産するのだが、この街は、歴史、制度、権力、都市に、身体が投げかける大いなる影を、明るみに出したり、隠したりする。かくして、それまでの文化は見捨てられ、科学を長兄として、自然という語がもっているという生まれようとしているものという意味合いでの、もう一つの自然のようなものが、きのう誕生したし、今朝誕生しているし、明日誕生するだろう。われわれは文化のなかで身体を形成するようになり始めている。われわれが医療補助生殖と呼び、一般には人工生殖と呼ばれているものが、目下の歴史を通してながめると、まるで依然として自然生殖のままだったかのように、すべての事態は動いているのである。

われわれは、一つに合同した二つの結婚式のほうへ、ゆっくりと進んでいる。思ってもみなかったとはいえ予想できたはずの人工的な技術と自然との結婚が一つ。次に、自然のせいで文化を生み出すことに専念せざるをえなかった男性と、何らかの文化のせいで自然と称する仕事に満足するよう長い間強いられてきた女性との結婚である。われわれは、互いに一体化しつつあるさまざまな過程を経ながら、両者の平等へと進んでいるのである。

われわれの機能の喪失にかかわる昔からの法則を知ることによって、われわれが今何をしているのか、さらに、どうやって生きているのかもまた理解される。時間を考えに入れることなしには、生き物のことは何も理解できないのだ。

たとえば、通常の力学のような無生物の科学では、時間は移動に等しい。上から下への砂礫や水流の落下や、ある場所から次の場所への空間内の通過である。熱や火の考察を始めるとすぐに、熱力学は、確率を利用することによって、これとは別の時間を考えるようになった。つまり、エントロピーは時間とともに増大するという考え方である。的に向かって飛んで行く矢のように、時間は、方向と進路をもち、元には戻らない。生物の科学では、時間はもはや変数の一つと見なされるのではなく、それ自身が主たる対象となる。ある生物は時間から作られるのだ。ただし、この時間を複数で考えねばならない。われわれの中には、可逆的な時間がある。心電図の時間や、そのほかいくつかの逆回り時計の時間である。不可逆的な時間が二つある。われわれを老いと死のほうへ引っ張るボルツマンの時間と、われわれをもっとも複雑なもののほうへと連れて行くダーウィンの時間である。われわれの中には、複数の記憶があって、おそらく同じしかたでは機能していない。学習のためには知覚的・感覚的記憶が、環境から身を守るためには免疫の記憶が、さらにわざとごちゃまぜに挙げると、文化的、宗教的、家族的、歴史的、学問的記憶がわれわれの中にあって、それぞれ異なる時間の中にわれわれを浸し、お互いに関係のない複数の未来をわれわれに用意するのだが、この複数の未来に関係を与えるのは、われわれの生体だけなのだ。まだいささか混乱しているものの、生物のもっとも根源的な定義は、生物をさまざまな時間の結び目として、ばらばらの時間性の唯一の交換器として、見なすことだろう。ちぐはぐで多様な流れの合流点が生物なのだ。おそらく、われわれには、そのすべての時間が分かっているわけではない。たとえば、脳波のなかで無秩序に動き回っている時間に、どうやって名前をつけることができるだろうか。

生物に介入する科学と技術は、この時間の合流点を記述し、これに近づき、これを探査し、説明を与え、解きほぐすものだ。さて、そうした科学技術の一つが、今日他のものより少しわれわれの関心を集めている。われわれはみな遺伝細胞をもっている。この細胞は、われわれの表現型を形成する時間とは別の時間にぶつかる。現在生きているわれわれは、潜在的なものを抱えることによって、未来の瞬間へと差し出されているのだが、この潜在的なものは、もう一つの偶然性が支配する未来のために眠りについている。わたしにとっての明日は、多かれ少なかれありそうな、多かれ少なかれ予測しうるある可能性に還元されるが、ヒトゲノムがこれとは別の可能性をもっているという明白な事実に、目をつぶることができようか。これは別の潜在的なもののレベルに属するのだろうか。この可能性は、わたしを運んでゆくいくつかの時間の合流点にまださらわれることなく、一瞬ごとにそこに浮いたり沈んだりすることができ、突然わたしから遠くへ分かれてゆくと、わたしが感嘆したり、憤慨したりするのを尻目に、奇妙な、革新的な、あるいは哀れむべき時間の結び目を作り出してしまうのだ。遺伝子型の中には、隠された潜在的なものとして、可能性が眠っている。この独特の時間は、わたしの年代記を形作る大河の支流の一つを、くっきりと描き出すのである。

もし、生物の時間が、特異な個体の誕生によってだけではなく、種の進化によっても同じくらいくっきりと、絶えず新しいものを生み出す途切れることのない流れを明るみに出すとしたら、ゲノムの中には、この流れのストックがあるということだ。これから読まれるこの本の奥深い主題は時間なのだ。そして、もっと正確に言うなら、潜在的な時間である。ゲノムの中にストックされている可能性としての時間。われわれは、時間の結び目の深奥に達する糸を、おそらくその要《かなめ》になる糸をほどこうとしているのだ。

かつて水車が、水の流れにまかせて回りながら、川の流れからエネルギーの利得を取り出したのと同じように、最近まで、われわれの父の世代が、ダムを築いて、湖の資産を直接利用しようとした――湖の水の落下が、時間の流れと関係していたにすぎなかったが――のと同じように、われわれは、時間の矢を箙《えびら》そのものへと遡ろうとしている。わたしは、エロスの箙そのものへ、と言うところだった。ギリシャ人によれば、アフロディテの犠牲者にその矢を送り届ける、いたずらっ子の愛の童神エロスである。われわれは、可能性の湖に、潜在的なもののストックに、手をつけたばかりである。早くも十七世紀に、ライプニッツは、この可能性の銀行に思いをめぐらし、それを神の悟性に移し替えた。神は、多くの可能性を、一つずつ、二つずつ、集合ごとに、組み合わせ、結びつけ、比較しながら、最適な組み合わせを実現することによって、まさに生じつつある世界を創造するものとされた。われわれは、神の悟性に、ライプニッツが述べた創造のプロセスに、配列と終末のゲームに、手をつけたのだ。

生物に関する諸問題は、苦もなく時間の概念の下にまとめられる。生物独特の現実の下で、こうした問題を考えさえすれば、すぐに倫理的な一般原則をいくつか発見することができる。

われわれはこの事態を予期していなかった。特にそのために作られたわれわれの委員会では、そのメンバーたちが持ち出してくる見通しのほうは神の領分に及びもつかないにしても、たいていの場合、個々の事例については意見が一致する。われわれは、個々の事例の辛抱強い、局地的な、具体的な、法理学上の研究である、決疑論の力を遅ればせながら発見している。「病気よりも病人を考察せよ」と、言葉以前の決疑論者であった古代の医師は断言していた。しばしば、新しいものはわれわれの忘却からのみやって来る。われわれは、翻訳にひどく苦労しながら、プラスチック製のばらばらになった倫理の断片もまた輸入するが、われわれヨーロッパの伝統は、二千年以上ものあいだ、それと同じ倫理を花崗岩と金で彫り上げていたのである。たとえ理性が道徳を引きずっていくとしても、道徳は理性よりゆっくり進むのだ。もっとも、のろまでにぶい制度は、初めのうちしかじかの生物医学的進歩を禁じるものの、次に、びくびくしながらも、それを黙認し、実用化し、期待し、そしてしまいには、それを当然なものとして求めるようになってしまうのだが。

わたしがこれから言うことを認めていただきたい。われわれは、誕生に先立つものを、誕生を条件づけるものを考察している。診断、予知もしくは予言、計画を通して、われわれは、生物の時間を、今日われわれの医療に手の届く場所のほうへと、つまり、可能性が潜んでいる場所へと、遡っているのだ。

そこに潜んでいるものは、必然性を備えていない。すでに、われわれの現在の生活はその必然性を誇ることはできないだろう。あなたとは別の人々が、この朝わたしの本とは別の本を読むことに何の不都合もない。あなたは、わたしと同様、万人共通の法則に基づいた生よりも軽い生を、偶然に生きている。もしあなたがわたしと同様に今生きているなら、いつのまにかあなたの可能性が、そのもろさゆえに、どうしても保護される必要があったということなのだ。

われわれのあいだでは、どんなものであれ必然的とは言えないにしても、予兆として、計画として、潜在性としてしか現れていないものについては、どの程度まで必然的でないと言えるのだろう。遺伝学は、この二重の可能性のストックの扉を、この雑多で多様だがもろい偶然性の扉を、われわれに開きつつあるのだ。

われわれが入り込もうとしている新世界を説明してみよう。

まず、旧世界では、道徳および、世界に存在しているものを規定する存在論と呼ばれるあの存在とものの分類法が、感覚によって生活のなかにわれわれが発見する現実を、伝統のなかに位置づけ、標準化する。哲学も、法学も、科学も、具体的なものに対する関心ゆえに、彼らが夢と名づけるものに立ち入って、自らの努力をむだにすることを好まない。彼らは目覚めていると口をそろえて言う。こうした倫理は、われわれが、他の多くの倫理を忘れて、それだけが価値があると信じてしまうほど、われわれのあいだに影響力をもち、もっとも広く行き渡ったもので、現在の状況のなかにわれわれを表象する。われわれは、空間と時間のなかの、今、ここで、障害と向き合っているわけである。

さて、遺伝子工学や医療補助生殖といった、今日われわれを招集している問題は、存在の一覧表やその道徳的表象のなかに、背後に潜む世界《アリエール・モンド》、あるいはもっと正確には前方に潜む世界《アヴァン・モンド》とでも言うべき新しい次元を開く。この前方に潜む世界の現実は、劇場のような印象を与え、舞台装置の周囲いたるところにある裏側の仕組みを明るみに出す。目に見えるものの背後にこうして開かれた分厚い奥行きのなかに、一種の弾頭の層が広がっており、そこには、現在の世界に現れる前の、いや現れない前の可能性が待機している。あたかも、目に見えるものは、これまで信じられていたように現実を覆い尽くすものではなく、むしろ現実には、可能なものや潜在的なものが含まれているかのようなのだ。確かに、これまでもわれわれは常にこの奥行きを知覚し、想像してきたが、そこに介入することができなかったので、形而上学の無力な夢にこれを任せていたのである。またしても、形而上学はわれわれの支配を先取りしているのだ。「現実は、それを変えることができるときだけ、わたしの興味を引く。可能性は夢想家たちの夢をつくる。」と、前の世代のまじめな思想家は言っていた。彼は、ヴォルテールの古い格言「汝の庭を耕せ」を非難したものだ。さて、種を交配する園芸家は、可能性にとどまっているものを現実に存在させる。それゆえ、われわれの遺伝学者たちの先駆者であった彼は、創造することを信条とし、変化させることに満足しない。浅薄な道徳は、深遠な道徳を笑う術をわれわれに教えたが、この園芸家の深遠な道徳は、今朝ユートピアの庭からやって来て、新しい歴史に地歩を占め、その新しい歴史のなかで、この遺伝子のストックの庭、この遺伝形質の庭は、われわれの仕事の対象となったり、不安の対象となったりしている。われわれは、存在論的な一覧表や分類法の表層に穴をあけ、精密な技術を使って、表現型のうわべの化粧板の背後にある、多様に分厚い可能なもの、潜在的なものを掘り起こしているのだ。

われわれは、ヴォルテールの庭の、あるいはアダムの庭の目録を作らねばならない。しかし、こうしたイメージはわれわれをあざむく。さまざまに分かれた可能な庭がおびただしく存在するからである。われわれの最初の先祖は、次々と動物や植物に名前をつけたというが、われわれは可能性を記号化しなければならないのだ。現に存在する動物群や植物群の最初の安定した保存資産である、ノアの方舟の目録を作るのではない。われわれには、方舟の艦隊が、船団が浮かんでいるのが見えるのだ。可能性の船が、水面で無数に増殖しているのである。われわれは、無限に続く目録のようなものを、ライプニッツの神の悟性のなかに眠っている可能な世界の目録を、作らねばならないのだ。今や、われわれは、可能性の無数の弾頭を管理する責任を負っている。この可能性は、われわれの父祖の道徳がただ現実と名づけたあの見かけの背後に、横たわっているのである。

この目録作りは、純思弁的な活動だから、いかなる倫理的な問題も提出しないように思える。それとは反対に、この目録から何かを選択するなら、深刻な問題が生じる。十分な時間さまざまな可能性を組み合わせたなら、何を可能なものから現実のものへと移行させるのか、選択しなければならない。ライプニッツが神に割り当てたこの行為が、しばらく前からわれわれのものになり、将来は神に代わって好きなだけこれを行う時間があるだろう。

われわれは、知識と技術に可能性の領域を開いたばかりである。三百年以上前に、デカルトは、われわれが、科学と技術によって、自然を支配所有することを予言、いや予告していた。にもかかわらず、当時われわれは無生物に対してしか力をもたず、生物を支配するといっても、それに死をもたらすことができただけだった。われわれは、可能性に、力を秘めた潜在的なものに、手をつけたところである。われわれの言語では、この二つの支配のしかたは同じ言葉で表され、同じことを意味するのだと思われがちである。

つまり、われわれは、これまでの権力に加えてさらに権力を、これまでの力に加えてさらに力を得るのだ、と。しかし、われわれの支配は、表面的なものから、その多様な可能性へと前進するのである。たとえ、かつて政治が可能性の技術と呼ばれていたとしても、生物の科学は、技術そのものの行使において、政治を越えている。今や、支配者が支配者であるのは、奴隷の肉体をおびやかしたり、勇猛果敢さを示すことによって、他の者より死を恐れないからではない。生まれようとしているものを、生まれる予定の、いや生まれることに決まったものを、まだ生まれていない潜在的なものを、すなわち自然を、支配しているからなのだ。支配者は、可能性が実在への意志を表明している窓口や、通路や、狭き門を手中にしている。彼は、戦うことなく、この可能性を無に帰することができるのである。

こうした場所に、はかない倫理が立ち上がる。その普遍的な第一原則は、われわれをその番人にすることである。おびただしい数の可能性が待機しているのだ。ところが、ここでは可能性とは、互いに識別可能なものという程度の意味しかもっていない。われわれは、多種性が、多元論が、多様性が、分化した全体が、雑多な集まりが、承認され、探求される知と歴史の瞬間に入りつつある。世界、時間、理性は、雑多になり、色合いを変え、波形にきらめき、刻々に変化する。われわれは、モザイク状の未来を予言するこの多様性の番人なのだ。この倫理の普遍法則は科学的な発見や法学者たちの慣習にも及ぶが、この法則は、法学者たちと同様に、普遍的なもの、一般的なもの、単一のものをいささか疑っている。この倫理的な法則が、われわれを多様性の牧者に指定する。それは、われわれが、原初の森かバベルの図書館とでも言うべきてんでんばらばらな可能性を、保護し、尊重し、決してよけいな部分を刈り込まず、削りも均《なら》しもしないよう、命じているのである。

科学と倫理の関係について述べているにもかかわらず、単純かつ一般的で、決疑論的でないゆえにすばらしい、まれな考え方の一つが、数学者のポワンカレからわれわれに贈られている。彼は言っていた。「説明したり、記述したりする知、つまり直説法［動詞の法の一つで行為を客観的事実として表現する法］で書かれている知から、だれも命令法の教えを引き出すことはできない。」現に存在している事物を語る者は、そこからそうあるべきだった事物を導き出すことはできない。道徳家や知の法学者と一線を画すこの壁は、それができて以来微動だにしなかった。そこに、つい最近ひびが入っているのである。

存在とものの分類法においては、われわれが扱っている遺伝学の諸要素は、こうして可能性の部類に数えられる。確かに存在ではあるが、先に述べたように、潜在した状態にある存在、換言すれば、潜在的な、可能性にとどまる存在であって、そのうちのあるものは、非現実的でさえあり、生まれる前にまとめて一掃されたり、排除されたりして、可能性から無に移行し、決して存在にたどり着かない。こうした存在について語る科学は、それを説明し、記述する。つまり、他のすべての知と同様、わたしの知るかぎり、それもまた直説法で書かれる。しかし、われわれはそれを条件法で読む。ここでわれわれが自らに発するすべての問いかけには、巧妙に無数の条件が付いており、たとえば、例の細胞が表現型の新しい劇場に現れて、現に存在する存在とものの部類に移行する前に移行するために、こうした条件が介入するのである。さて、命令法が直説法からはやって来ないとしても、条件法が命令法を連れて来る。例の壁は崩れ、われわれ、すなわち科学者と哲学者が、初めて顔を突き合わすことになる。

可能性は存在に近づき、ゲノムには発達の機会が訪れる。このような出現が生じるためには、いくつかの条件を充たし、しかじかの要求を満足させる必要がある。「必要がある」、とわたしは言った。じきに、わたしは「それさえあれば十分だ」と言うことになってしまうだろう。

命令法がいったん立ち上がれば、何らかの道徳が予告されるのだ。

ポワンカレの原則は、歴史上初めて窮地に陥っている。科学者たちは、目が覚めたら、道徳家になっているのである。

この第二段階は、知識の倫理に関係をもつ。知識を得ることの決定が生命の選択につながるという意味ではなく、あるプロセスに投げかけられる光がそこから可能性を奪い取るという意味で、倫理に関係するのである。**時間が移動に還元される科学分野で予言しても、予言している世界に変化は生じない。時間が、記述される対象と予言が実現するプロセスの存在そのものを生み出す科学分野で予言すれば、世界に変化が生じないわけにはいかない。**可能性の新世界では、知ることはすでに介入することになるのである。選択以前に可能性を知ることとは、科学者が、われわれとともにいながらわれわれぬきで、われわれの行動と関係をもちながらわれわれの知とは無関係に、後先を考えず選択していた世界と、少しも似たところはない。知識の倫理が生まれるや、たちまち道徳は、もはや科学を応用の時点で左右するのではなく、科学的行為と科学的進歩のそれぞれの段階で、その純理論的な行為に際しても、科学に付き添うものになる。生物学者や医者は、知ることが選択することに等しくなるなら、道徳家たらざるをえないのである。

倫理の三つ目の領域は、可能性から実在への移行にかかわる。古典時代には神が下す決定だったこの移行は、ダーウィン以来、自然あるいは時間にゆだねられた自然の盲目的なメカニズムとされた。われわれが世界に介入して以来、たぶん言葉をもって以来、われわれに任された責任は徐々に重くなり続けているが、われわれが可能性を手にしてからというもの、その重みはがぜん増すことになった。この点については、哲学者も、科学者も、法学者も、政治家も、今では意見が異なるところはない。いにしえの神慮や自然の播種に立ち入ることによって、われわれはこれから最良の世界を決定する危険を冒そうとしている。ところが、われわれには、この最良の世界とはどんなものか分かっていない。どうやってそれを考えたらよいのか、それさえ知ってはいないのである。第一の規則に照らして、われわれが知っているのは、単一になってはならないということだけだ。**すなわち、広範囲にわたって、あるいは全面的に、人間の生産もしくは人間の定義を決定することが可能な場所に、だれ一人立ってはならないということだけなのである。**

死刑を廃止したことを誇る国は、そうした決定をしなければならなかった理由を、その国の哲学者たちに尋ねてみるがいい。

哲学が思索を始めて以来、その十字架の一つは、人間を定義することにある。かつて提出された説明は、どれ一つとして正確でも厳密でもなく、多くの議論を呼び、哲学を満足させたためしはない。人間は、人間について、意見が一致しない。たぶん、あるがままの人間をなかなか受け容れられないのだろう。

しかしながら、人間を見分けるのに、形式的抽象的な言葉をわれわれは必要としない。病を得て、苦しみに耐え、生まれつきあるいは苦痛のために、変わり果てた姿になりながら、医者や看護人や生物学者や通行人のほうへ歩み寄る者は、その苦しみゆえに、人間の資格をもっている。彼はあるがままに人間と見分けられ、あるがままの人間として差し出されている。なぜなら、死刑は日常茶飯のことであり、それは、われわれの宿命、われわれの条件なのだから、ある者にはそれが突然思ったより早くやって来ることもありうるからである。人間とは何なのだろうか。わたしには分からない。しかし、ここに人間がいる。ここに、明け方死を迎えようとしている死刑囚がいる。そして、今やわれわれの法によって消されようとしている彼の背後に、自然もしくは偶然の秘められた意思によって死刑が執行されようとしている者がここにいる。病を得て、彼は死にかけている。*Ecce homo*《エッケ・ホーモ》（この人を見よ。）われわれは、ローマ人であろうと、他の民族であろうと、人間の権力によって決定された死刑囚のなかに人間そのものを見分けるために、偉大な哲学者を決して必要としなかった。また、われわれの手には余るもののわれわれの身の丈に合わせて飼い慣らそうと毎日研究を重ねている力によって死刑を宣告された者に人間を見分けるためにも、哲学者を必要としていない。*Ecce homo.* さらに、まだ先がある。満腹し、飽食したわれわれの国々で、治療可能な病気や取り返しのつく不妊症に苦しんでいるにすぎない者たちの背後に、アフリカや、アジアや、中南米の無数の人々が浮かび上がる。彼らは、栄養不良に陥り、最悪の病気に打ちのめされ、めまいのする人口爆発に襲われ、われわれからは見捨てられて、ひとまとめに死刑を宣告されている。そのあいだ、われわれは、エゴイスティックな道徳やお上品な倫理概念を打ち立てようと、骨を折っているのである。きょうも、彼らの死刑は進行している。*Ecce homo.* われわれは刑法の古風な様式を廃止したが、さらに圧倒的多数の人々が苦しんでいるこの昔ながらの刑罰を取り去ることができるだろうか。この群衆のなかから、われわれの前に、人間そのものが、われわれの言語では共感《コンパッション》をも意味する人間性《ユマニテ》が、その姿を現しているのである。

　ほんのわずかな苦しみのために、薬で頭を鈍らせているわれわれ。今では飢えることもないわれわれ。科学が後ろ盾になって、絶えず死がやって来る日を先送りしてくれるわれわれ。われわれには、この人間という称号を要求する資格がまだあるのだろうか。

ミシェル・セール

第一章　板ばさみになって

行動方針を立てるのなら、たとえそれがどんな結果を引き起こしても、その結果を自分で受け容れられるような方針を立てたまえ。

カント

生物学が流行している。半世紀前の物理学と同様、人々は生物学にうっとりすると同時に不安を感じている。もっとも、かつて原子物理学がいくつかの民族全体をおびやかし、今もおびやかし続けているのに対し、医療生物学はその治療を受ける個人にしかかかわりがないのかもしれない。医学が不妊症夫婦にもたらす助けを借りて、研究室で宿された子供が、ベッドや階段で宿された他のすべての子供たちと比べて、何か変化をこうむる可能性があるのかまだわかっていない。たとえあるノーベル賞受賞者が自らの精液を提供したとしても、それがごく当たり前の老人の精液にすぎないなら、だれにもちがいは見つからないかもしれない。また、生まれてきた子供が、やむをえない道徳的逸脱にさしのべられる制度的保障の対象にならない可能性もあろう。たとえば、精子提供者による*授精の場合のように、パパがその子の本当の父親ではなくとも、そこに介入する精子入りのガラスびんとの姦通から生まれた子供には当たらないとか、あるいは体外受精の場合のように、ママが肝心なときにそこにいなくとも、射精する側の身勝手な一存で生まれた子供でもない、といった具合である。*受精卵の同一性《アイデンティティ》や互いに似通った受精卵の大量生産に文句をつけないかぎり、補助生殖から生まれた子供たちは、偶然から生まれた子供たちとまったくよく似ているにちがいない。しかし、こうした「科学の子供たち」の周りで、たった一つでも雑音が生じれば、彼ら自身だけでなく、伝統的な方法で生まれた現代人も、影響をこうむらずにはいないだろう。

勇猛果敢な現代的精神から見れば、古色蒼然とした生殖の方法を「CVI（congélation-vasectomie-insémination［冷凍－精管切除－授精］）」システムに置き換えるのは、割に合ったことなのだろう。このシステムでは、思春期に至った男性の精液を採取し、サンプルとして容器に入れ、液体窒素の中に保存した後、計画的に不妊手術をほどこす。そして子供がほしいという気持ちが明らかになった時点で、その冷凍精液を使って、パートナーの女性との授精にとりかかるのだ。このシステムのあらゆる利点を想像してみるといい。何といっても、避妊（通院、治療、検査、万が一の併発症）が全面的に廃止されるだろう。しかも、精液が国家の銀行に保存されるようにでもなれば、計画出産に基づく輝かしい未来が開かれるのだ。

避妊によって「正常な」性生活が生殖から切り離されてからいくらもたたないうちに、同じことがFIVÈTE《フィヴェット》（fécondation *in vitro* et transfert d'embryon［体外受精および胚移植］）*によって可能になりつつあるが、こうした成り行きのどこにも無邪気なところはない。とりわけ問題なのは、FIVÈTE《フィヴェット》が受精卵の体外摘出を正当化したために、研究者の手でこれを自由に扱えるようになるにつれ、人々の心はこの受精卵にさらに新たな操作を加えることを初めのうちは恐れるとしても、いずれ容認し、しまいには自らそれを求めるようになってしまうことだ。われわれの性的慣習にまつわる感じやすい領域においては、研究の成果から導き出された変更がショックを引き起こす。まず最初の戦慄は不安から発するそれである。

もっとも、この時点ですでに、胸をしめつける不安に、抑えられないかすかな喜びが混じりあっている。おそらく性というものは、その本来の機能から逸脱するとき、いっそうくっきりとその姿を現すものなのだし、また、人間が新たに手に入れた力はどんなものであれ、人間にとって一つの褒美のようなものだからである。こうして次の段階になると、技術の検証が進むとともに人々はそれに慣れ、胸をしめつける不安は徐々に影を潜めて行く。その一方で、なおしばらくのあいだ、勝ち誇る技術を見るにつけ漠然としたショックが尾を引くが、それはもう真実人をこわがらせない。戦慄の喜びから喜びの戦慄へと、人々の心は変わっていくのである。

欲望は不満足だけを糧にして育つ。したがって、当たり前のことをいくつか繰り返して述べることを許されたい。ある夫婦が子供をほしがっている。(原注)手の込んだ技術と高額な費用をかければ、この願いはかなう可能性がある。さて、この優れた技術がなかったとしたら、この夫婦の欲望はどうなっていただろう。どんな時代にもしばしば起こったように、その欲望を何らかのしかたで昇華することができたであろう。たとえば、その欲望をすでに生まれている子供の幸福へ、あるいは単に飼い犬の幸福へ振り向けたり、またあるいは読書や旅行、芸術的創造などで埋め合わせようとする。方向を変えられた欲望の痛々しい痕跡を見落とさないようにしよう。そのうえで、この痕跡と、科学がひとにぎりの運のいい人々にもたらすことができた安らぎとを、どうして同列に扱えるだろう。運のいい人々よりはるかに多数の不妊症夫婦たちの苦しみを、どうして忘れることができるだろう。こうした不妊症夫婦たちにとって、技術の誘惑に抵抗するための同様のもくろみは、統計学的な不運を思い知る新たな機会をつくっただけだった。彼らにあっては、その欲望はまどろもうとした瞬間に進歩の騒音によって目覚めさせられ、肉体と精神のあらゆる苦しみの果てに、挫折による避けられない空虚を知ったのだ。単なる傷痕と、不完全な科学の開創器によって絶えず傷口を広げられている生々しい傷とを比べていただきたい。さらに、これは本当に実現しそうなことなのだが、五年も経てば、希望する性の子供を妊娠できるようになると想像していただきたい。試験管の中でしかじかの精子と無性卵を結合させるか、さらにこの結合から生じた受精卵を選別すればよいのである。この新たな偉業に賛同を集めるためには、メディアを大いに当てにすればよろしい。この偉業の正当化、治療への応用のためのアリバイは、いくつかの確実なケースにおいて、性に関連した異常をもつ子供たちの誕生を避けうるところに求められるだろう。欲望は不満足だけを糧にして育つ。かくして、試験管の後ろにはまたしても新たな夫婦たちが押しかけるだろう。すでに女の子ばかり五人を抱える夫婦たち、もう男の子は一人もほしくない夫婦たち。彼らの要求についてどう言ったらいいのだろうか。

（原注）ほんの少し前には、ある国々が後進国だと言われるのと似たような意味合いで、こうした夫婦は不妊症だと言われていた。「発展途上国」という言い方以上に、「子供を求める」夫婦だとか、子供への「欲求」を表している夫婦だとかいう表現のほうが、その症状をよりよく客観化し、治癒しなければならないというまちがった幻想を抱かせない。

今のところ、こうした要求は安楽の追求と似たようなものだ、と言われるのだろう。しかしながら、苦しみとはどんなときでも真正なものであり、この種の不満足がもたらす苦悩は、ここから五千キロ離れた国々で、飢えたわが子の巨大な頭を愛撫している母親の苦悩に少しも劣らず大きく、深く人間的なものかもしれないのだ。それゆえ、両親の精神の安定を、子供の健やかな成長のために提供されるべき最良の機会と同様に、きちんと考慮してやらねばならない。巧妙なトリックが現実のものとなり、かつて想像してもみなかった欲望を技術がくすぶらせるとき、「安楽の追求」とはいったい何なのか。この科学というやつは、それ以前の多くの悲惨を減らしてくれながら、またわれわれに耐えなければならない新たな悲惨を用意し、どちらの悲惨からの治癒をも決して約束してくれないものなのだ。

医学の市場にFIVÈTE《フィヴェット》が持ちこまれたことを祝福すべきだろうか。答えはまず子供の両親たちの喜びの中にある。彼らは、むなしく過ぎた一連の治療の試練を経た後、母親のおなかの丸みの中に、彼らが三人になったことを発見したのである。そしてまた、この三人目がもう専門家たちの「物」ではないことも。注射器だの、ホルモンだの、メスだの、試験管だの、合成液体だのが飛び交う冒険の旅から脱出して、彼はようやく彼らの子供になったのだ。にもかかわらず、付け加えておかねばならないのは、FIVÈTE《フィヴェット》がいくつかの不幸をも生み出しつつある、いやむしろ増しつつあるということだ。とりわけ、何度試みても失敗に終わっている夫婦の不幸である。つまり、成功の統計学的表現には、何かしら不道徳なものが含まれているのである。

補助生殖の技術のおかげで可能になった生まれ方の数だけ、予想もしなかった子供の同一《アイデンティティ》性が存在し、こうした同一《アイデンティティ》性がたどる予測しがたい生き方がある。ある人々はこう考える。女友だちがその卵子*を、従兄弟がその精子を、あるいは姉妹がその子宮を提供して、相互共生的な受精卵を作ろうとするのは正しいことだ。どうして彼らは職人どうしの内輪でそうせずに、そのために一つの制度を作ろうなんてするのだろう。倫理的な不安は、むしろ制度的保障に伴って生じるものなのに、と。

性行為よりむしろ、愛こそが昔から子供の誕生を正当化する大義名分なのだ、と信じる人々もいるはずだ。管だの、メスだの、薬箱だの、栄養剤だのに助けを求め、生殖から切り離した性の無害化を要求する人々の存在が、その模範的な証拠だろう。しかし、愛はそれが性行為を伴うときしか、子供を生み出してはくれない。道徳の分裂時代が来ているのだ。わたしはあなたを愛している、だからあなたには触れないけど子供を作ってあげる。または、わたしはあなたがほしい、だからあなたを愛していないけど子供を作ってあげる。二番目の仮説だけがこれまで可能であった。あまり気が進まないが、未来のために書いてみよう。だれもが実はよく承知しているように、人がもっとも愛し、もっとも欲する相手とは自分自身である。もし子供というものが感情的かつナルシシックな私有財産であることを認めるなら、もっとも秘められたところに隠された幻想はクローニングのそれである。「わたしはわたしが好き、だからわたしに子供を作ってあげる。わたしが生まれてくるんだわ、今度こそわたし自身の血で、わたし自身が見ている前で。わたしが生まれて、わたしの愛を糧に生きるんだわ……」あまりにも幻想を、果てまで、欲望の果てまで、肉体の果てまで推し進めようとすると、人は性行為の極点に至りつき、性行為には性などいらないことを発見するのかもしれない。

　即座に臨床に応用できる方法にかかわる研究者は、自らが創造しつつある安楽と不安の入り混じった現実と、直接関係をもつことになる。ＦＩＶÈＴＥ《フィヴェット》や受精卵の冷凍を行うときの、安楽および不安それぞれの割合を見積もろうとしても、わたしには無理な話である。しかし、わたしは、新しき勝利への、新しき喝采への、新しき不安への道とはどんなものかはっきり理解している。それは、受精卵の身分証明書作成に至る道だ（一一五ページ参照）。つまり、ある上品《ポリセ》な社会に到達するための警察的《ポリシエ》な道、透明性の極限に至る道である。透明性の追求とは、欠くべからざる神秘を少なくしようとする、あの無邪気な欲求のことだ。すでにわれわれは、身体の内部の暗闇から配偶子*と受精卵を解放することを受け入れた。かつて卵子は胚*になっても隠されたままだったし、精子は、一方からもう一方の身体へと通過する瞬間でさえ、見ることができなかったのだ。

　現代人の生殖を手助けする器具類をご覧いただきたい。まずは精液がしたたる容器だが、これは親指くらいの太さ、掌ぐらいの長さの円筒形をしており、そのかなりの部分を占める手前の部分は、外陰部を模したひだに縁取られている。男性の貢ぎ物を受ける聖杯は、男根の陰画いや膣の鋳造物だろうか。次に、配偶子どうしがそこで結合する試験管が登場する。この試験管は細長く、屈曲がない。英語では、といってもルイーズ・ブラウン［世界初の英国人体外受精児。一九七八・七・二五生］が使っているイギリス英語だが、この同じ「チューブ(tube)」という語が、卵管と試験管の両方を指して使われる。試験管は、温められた囲いの中、母親のおなかとでも言うべきものの中に置かれる。ちなみにこれは未熟児を収容するのと同じものだ。生殖に向けて派遣された細胞たちの叙事詩が終わりを告げると、膣鏡の大きな手が女性のセックスを引き伸ばし、受精卵が細いカテーテルを使って子宮のほうへ押し出される。このカテーテルは勃起した男根の長くなった開口部を模している。男根の筋肉が注射器にその射精機能を譲ったような仕掛けである。器具類は一つの共通点をもっている。こうした器具類の表面は薄くて透明なのだ。精液を入れる容器、試験管、保育器、カテーテルは、それにふさわしい大きさの輪郭だけを、さまざまな空洞の周囲の空間に、切り取っているのである。この空洞こそ、われわれがまたの名を「光《リュミエール》」と呼んでいるものだ。雌雄の人間の萌芽は、今日では光の壺の中を通過するのである。受精卵もまた透明になっているのだ。

　こうした器具類をご覧になったら、このような機能の器官を考え出した自然を称賛するがいい。器官の代わりをするこうした人工臓器をよくご覧になったら、器官から一つの器具を作り出す人類を称賛するがいい。少しずつ同化が進むことによって、器具が種の進化に組み込まれ、象徴的物体としての人工臓器が取りつけられる事態を想像してみるのもよかろう。さて、もし道具が幻想にとって代わるのなら、幻想からいったい何が残るのだろうか。

　ある率直な黒人に、フラスコに精液を放出するときに、黒人たちはなぜこうもためらうのかと尋ねたら、彼はこう答えた。「われわれアフリカ人には、暗闇が必要なんです。」わたしが思うに、人間各自の記憶というものは、真実に背を向けながら、視線がさもありえそうな空想と出会う、あの瞬間からとりわけつくられるのである。人間というものは、たとえ明るさを要求するとしても、薄明かりに属するものなのだ。だからこそ、暗闇《オプスキュリテ》に配慮しながら、蒙昧主義《オプスキュランティスム》と闘わねばならない。科学の横たわるベッドに無菌状態を求めてはならない。むしろそこに、古い観念の名残や、体毛や、皮膚のかけらや、汗とひからびた精液の痕跡を見出さねばならない。コンピュータは、こうした生命の生きている刻印を消し去ることでわれわれをおびやかし、専門用語の非の打ちどころのない正確さもまた、もしその思考法を機械的に用いるなら、野蛮な脅迫となってしまう。正確な真実とはいつでも現実の近似値なのだ。正確に一つの現象を報告するということは、その現象を正当化する文脈からそれだけを孤立させることであり、真実というものは可能なメッセージのうちでいちばん冷たいものにすぎない。よく知られているように、ひとつひとつの真実はいくつかの根源的な真実の次に来る二次的なものであって、それぞれの真実の現代的意義をためらうことなく享受するためには、こうした根源的な真実の上にこそ、合意を打ち立てねばならないのだ。

　われわれは、不透明な腹部から、配偶子とそこから生じる受精卵を引っ張り出したので、それを見たり、それに触れたりすることができるが、今なおこうしたものについてよく分かっているわけではない。試験管の中で生まれるときでさえ、受精卵はそのありふれた丸みの中に包み隠された神秘を残しており、波瀾万丈かつ唯一無二の結合の生成物のままなのだ。FIVÈTE《フィヴェット》の技術を用いて、われわれは、迂回路をつくることによって、無邪気な細胞どうしの出会いを可能にしたにすぎず、それが終われば神秘を秘めた受精卵を子宮の神秘へとお返ししたのである。したがって、近来高まりつつある前もって受精卵の同一《アイデンティティ》性を統制しようという提案は、これまでになかった陰険な性質をもっている。さあさあ、お子さんをご希望の紳士淑女方、FIVÈTE《フィヴェット》は、まもなく皆様に、お好みの性の研究所保証規格合格済受精卵を、ご提供いたします。今少しの進歩がありますれば、犬の飼育場で、毛の色、脚の長さ、頑健さ、耳の形がお選びになれますように、皆様のお子さんをお好みしだいに選べるようになりましょう。

　こんなことになったら、FIVÈTE《フィヴェット》はもはや単なる不妊症に対抗する一技法ではなくなって、妊娠時点で子供の同一性《アイデンティティ》に手をつける特権的な方法に、個人の起源の透明性を求める原動力になってしまうだろう。わたしをいらだたせているのは、場合によっては無数にのぼるであろう受精卵の犠牲ではない。むしろ、「できあい」の子供の出現という狂気じみた将来の見通しであって、その出現は必然的に失望をもたらさずにはいないだろう。ある人々は、試験管の中でそれが可能になるなら、中絶が当たり前になってしまうことを心配するかもしれない。排除なくして選別はないのだから。またある人々は、なお残る男性優位が生み出す人口統計学上の不均衡を恐れるかもしれない。ただし、すでに行われた（！）アンケートによれば、事態は安んじてしかるべきものであったが。それよりむしろ、わたしに深刻に思えるのは、偶然の危険を取り除こうとする保険の要請が、絶望的に激化することだ。さらに、医療施設に始終助けを求めるせいで、個人の自律性が損なわれるのも深刻だろう。胎児の超音波断層検査によって、赤ちゃんの性別を誕生の数カ月前に前もって予言することが可能になったのも、すでに透明性を求めるのぞき見趣味を悪用したからである。そこには妊婦たちのすさまじい熱狂があった。もっとも、この熱狂は現在では後退しているようではある。彼女たちの多くは知ることを望んでいないのだから。この反応には、神秘をできるだけ長く楽しもうとする人間的能力について、われわれをほっとさせるものがあるが、それで安心してはいけない。胎児の性別に下されるご託宣には、唯一の実用的効果として、産着の色をあらかじめ選べる利点があるだけだが、一方、受精卵の性別へのご託宣は、その受精卵を受け入れるべきか否かの決定を可能にする。なかでも、妊娠能力があっても子供の未来に不安を抱く両親が、起源の透明性を求めようとすれば、彼らはFIVÈTE《フィヴェット》が提供する解決策に頼らずにはいないだろう。医師団が行う選別によって、妊娠能力が隠れてはいるものの不妊症ではないこうした患者を、機械的に除外することができると思っては困る。そんな選別が可能だと思うなら、不妊症と思われた患者が、ＦＩＶＥＴ《フィヴェット》の待機リストに登録してから生物医学的処置を受けるまでの期間に、赤ちゃんを自然に妊娠することがあるという、すでに当たり前の事実を否定することになるだろう。さらに、受精卵の身分証明書の作成が可能になったとしても、その発行を両親に対して拒否することができるとも思わないでいただきたい。そんなことができると思うなら、万一の危険に対する保障の権利が、世間で正当なものと認められ、ますます声高に要求されていることを忘れることになる。とりわけ、それは失望の客観的尺度など決して存在しないことを忘れることになるだろう。わたしが思うに、苦しみというものは、願わなかった性別の子供が生まれてくるのを見るということからも生じてくるのである。さらに、この苦しみは、現在生殖が妨げられている夫婦の苦しみに劣らず、甚だしいものかもしれぬとも思うのだ。治療を求める夫婦が、要求する技術的援助を得られなかったとき、可能性によって刺激された欲望が制度によって裏切られたとき、夫婦の精神的安定と子供の将来がこうむるさまざまな危険がどんなものか、精神科医たちは正確に証言することができるだろう。

われわれはまったく特定化されていない子供の誕生を手助けすることができる。なお大部分を占めるこうした子供は、幸せなことに医師たちの手助けなしにふつう生まれてくる。知的霊長類の未来に待ち受ける危険、口を開けている深淵は、生殖に際しての個人の検定のなかに潜んでいるのだ。

われわれには、ヒトゲノム*を操作できるようになる前の幸福な数年間が残されてはいるが、真の身分証明書となる遺伝子地図はすでに作成可能である。しかも、取り返しがつかない規格はずれの子供を運んでくる好ましくない未来を、ますます早期に見分けることも可能になりつつある。当然のことながら、ある人々は、こうした診断を普及させることによって、結婚に反対したり、子供の誕生を回避することを願っている。なぜなら、そこに現代社会の質がかかっているらしいのだから。何といっても、きわめて重大な遺伝異常については、胎児の排除がすでに実施されており、またしてもある許容限度を決定することが、すなわち、どこまで人間は人間に対して不寛容たるべきかを定める許容限度の決定が、目下の課題とされているのである。

先に述べたように、補助生殖のいくつかの方法にとって差し迫った崇高な争点は、受精卵の同一性《アイデンティティ》にかかわる技術を論じる段階に来ている。わたしの信じるところでは、休憩を入れるときが、研究者の自己規制のときがやって来ている。研究者には、技術に固有の論理から発する計画ならどんなものでも実行する義務があるわけではない。さまざまな可能性の螺旋が交錯する只中に置かれて、彼はだれよりも早く、その曲線がどこへ向かうのか、それが何を癒そうとするのか、しかしまたそれが何を断ち切り、何を禁止し、何を否認しようとするのかを見定める。わたしは、「補助生殖の研究者」たるわたしは、やめる決心をした。すでに成し遂げたことをさらに改良するための研究をやめるわけではない。生殖医療が予知医療と一つに結託した場所で、人体の根源的な変更に努めるような研究はやめるということだ。小手先の技術の狂信者たちは安心するがいい。研究者たちの数は多く、この点に関してわたしは自分が孤立しているのを意識している。不安を抱いている人々よ、かつて「ヒューマニスト」と呼ばれていた人々よ、そして今日では「懐古趣味の人《ノスタルジック》」と呼ばれている人々よ、よくよく考えてください。それも速やかに考えてください。

わたしが受精卵の同一性《アイデンティティ》にかかわる技術には従事しない決心をするにあたって、倫理委員会に意見を求める必要はなかった。しかし、まったく新しい重大なテーマにとりかかっている他の研究者たちもまた、そうするに際して何の意見も求めていない。わが研究室が威光を失う危険については承知している。先へ先へと、あるいはその同僚とともに進まなければ、その人の存在感は薄れるものだ。科学研究はそれ自身に固有の論理をもっているが、それを進歩の盲目的な力学と混同してはならない。研究の論理は、まだ進歩の香りがしないものにさえ適用されるが、すでに人間にとってきわめて重大な危険の味わいがするものに、それを適用することはできない。それゆえ、わたしは、非‐発見の論理、非‐研究の倫理を主張する。研究とは中立的なもので、ただその応用だけが善だの悪だのと規定されるのだ、などと信じているふりをするのをやめていただきたい。一度なされたある発見が、既存の必要、もしくは発見にともなって生じた必要に一致していながら、応用されなかったためしがあるというなら、それを示していただきたい。まさしく、発見される前にこそ、倫理的選択はなされねばならないのだ。

FIVÈTE《フィヴェット》に関するウィーン国際会議が、一九八六年四月に開かれ、多くの発生学者が招請されて、動物を使った彼らの研究状況を報告した。なかでも、S・M・ウィラドセンは、二つの種の胚を融合することによってヤギとヒツジのキメラを作った後、クローニングの技術を使って、三匹の子ヒツジを手に入れたばかりであった。彼は発表を次のように始めた。「わたしは、FIVÈTE《フィヴェット》に関するEEC医師委員会の宣言を最近読みました。それは人間の受精卵の誤った操作に警戒を呼びかけるものでした。とりわけ、クローニングがそこで厳しく禁じられています。そこで、わたしは皆さんに一つ質問をさせていただきたいと思います。『どうして皆さんは、わたしにここへ来て発表をするようお求めになったのですか』、と。……」ウィラドセンは挑発者である。数年前に、ある科学討論で彼はこう言い放った。「わたしにマウスと人間の受精卵をいただけませんか。もしわたしにその気があれば、皆さんにキメラを一匹作って進ぜましょう……」悪しき第一級のFIVÈTE《フィヴェット》学者の小宇宙は、挑発者たちを必要としている。彼らは、科学の品質保証ラベルにくるんだ公式演説では言われなかったことを暴露し、他の研究者がみな鼻をつまんでいるとき、おや、ここにはきなくさい臭いがするぞ、と言っているのである。

非‐研究の倫理を主張するということは、しかじかの方法が自動的に論理的一貫性をもっているのだから正当なものだという、単純化された概念を拒否することを意味する。それはまた、これまで何がなされてきたのかを理解しようとする野心的な計画であり、これからまだ何をしなければならないのかを理論化する試みでもある。それゆえ、非‐研究の倫理の主張とは、科学が生み出すものの意味に関する学際的な考察に加わることの必要性を、身を切るように切実なものとして感じることでもあるのだ。

第二章　試験管から見世物ベビーまで、あるいはアマンディーヌの真実なる前史

何の意味もないことのために働いていると、われわれはみな多かれ少なかれあの昆虫たちに似てくる。彼らは愚かな本能に駆り立てられて、あくまでも卵を巣に産みつけようとするのだが、その巣には大きな穴があいているのである。

ジャン・ロスタン　『生物学者の思索』

フランスで最初に誕生した「試験管ベビー」の登場ほど華々しいマスコミへのデビューを、科学研究が演出することはめったにない。大急ぎで言ってしまうと、メディアが鳴り物入りでふれまわったこの評価は、これと同じくらい称賛に値する何千という研究者が、専門家の小さな集まりに埋もれて日の当たるところに出てこないことを考えるなら、実際の功績をかなり上回っていた。したがって、あのとき問題になっていたのは科学的事件というよりむしろ社会的事件としての評価だったのであり、この混同が今も続いているとしたら、当事者のだれひとりそれで迷惑をこうむってはいないからである。

この研究の成果がどうして見世物《スペクタクル》の地位にまで昇りつめることができたかといえば、それが日常的な生

活（健康）にかかわりがあり、単純ではあるがゆるぎのない価値（生殖の方法）を再検討させ、さらに各人の安全とおそらくはその欲望（この方法に潜んでいる逸脱の可能性）に問いを投げかけるからである。

ともあれ、見世物が生まれるためには、まず研究が始まり、次に成果を上げねばならない。体外受精および胚移植（FIVÈTE《フィヴェット》）の場合、アマンディーヌの誕生に至る準備作業は三年続いた——たった三年ではある（動物を使って得られた経験が大いに助けとなった）——しかし絶えざる努力の三年間だった。われわれはイギリスのチームが少し早く完成したシナリオを見ることができなかったのだ。

野心的なこのプロジェクトは、その実行者たちの野心にちょうど見合ったものになるはずだった。研究することによって何かを見つけたい、何か重大な影響力をもつものを見つけて、その影響力の恩恵を直接享受したいという野心である。しかし、このプロジェクトには医学的な「たてまえ」があった。つまり、決定的に不妊と見なされた夫婦の生殖を可能にすることである。自らの身体を提供して、研究の進展を助けてくれた先駆的な夫婦の何人かは、このたてまえを頭から信じていたわけではないが、度重なる失敗にもかかわらず、現実の満足（「進歩の冒険」に参加したという現実の満足にせよ、あるいはそれを試みたという自己満足にせよ）を感じていた。「見世物ベビー」という文句は、それぞれの立場でこの医学的新発明のマスコミへのデビューにかかわった、さまざまな個人の動機と行動の一部だけしか表現していない。ほんの一部だけだ。そんな文句とは別のところに、プロの研究者の日常的な仕事が、そして患者の日常的な苦悩が取り残されているからである。

成功が目前に迫ったころ、マスコミが現れ、民主主義的な見世物を盛り上げる。彼らは「科学者」を祝福する一方で警報を鳴らし、それは水洗トイレの水流のような音を立ててほとばしる。初日の評判を聞いた後になってようやく政府が腰を上げ、規定に基づいたポストを創設したり、倫理委員会を新装開店したり、勲章を授与したりする。自分たちが不妊症だということをほとんど忘れていた夫婦たちは、子づくりという昔の欲望を思い出して、待機リストに登録し、このリストはあっと言う間に埋まってしまう。医療業界では、各郡に模倣者が生まれ、FIVÈTE専門と称する医療センター設立を推進しようとする。

あちらこちらで議論の火の手が上がっているが、そうした議論はもっぱらFIVÈTEの使用後を問題にしている。家族向け初級版FIVÈTEは、その第一回公演だけで広く人々を納得させたからである。この技術の医学的適応は、成功例が増えるにつれて拡大している。この方法は自然生殖よりもっと効率がよくなる可能性がある。そのときは、もうエコロジストだけしか自然生殖しなくなるかもしれない。いまさらFIVÈTEの羽ばたきを止めることはできない。いつかFIVÈTEとその子供たちが社会的医学的にもたらした代償の分析が始まるのだろう。しかし当の子供たちはもうとっくに受精卵の中でその誕生を待っているのである。

十五年前、わたしは用心深い牝ウシたちを力ずくで妊娠させることに取り組んでいた。一種のカタパルト（発射器具）を使って、哀れな家畜たちの子宮に、彼女たちにはイヴから来たともアダムから来たとも知る由のない胚を放出してやるのである。ある日、ロッカーにカタパルトをしまってから、コレージュ・ド・パタフィジック〔作家アルフレッド・ジャリ（一八七三―一九〇七）の造語パタフィジック（「想像力で物事を解決する科学」の意）にちなんで創設された学院。頭のカタい科学者には縁のない科学を扱う〕のある論文に目を通した翌日、すぐにわたしは自分の道具を「パタカルト」と命名し、研究室のドアに「J・T・パタカルト屋《パタキュルトゥール》」と大書した。

もっと最近では、FIVÈTE研究のせいで、新しい研究室のドアに「J・T・試験屋《エプルヴール》－発明屋《アンヴァントルール》」と書く気になった。

悲しいことに、ほとんどだれもこの二つの肩書をおもしろがってくれなかった。それどころか、二番目の肩書のせいでわたしは二、三不愉快なお小言をちょうだいした。この経験から、科学を養う唯一の糧である研究を茶化してはいけない、科学とはもっぱらまじめに受け取るべきものなのだと教えられた。もちろん、その研究が人間の男女の健康にかかわるなら、事態はなおさら深刻になる。そのとき研究は使命となってしまい、もしそこに情熱があるとすれば、奉仕の情熱だけだ。これにはエピナル版画〔十九世紀に量産され、主に宗教的な伝説を描いた通俗的な版画〕のイメージがぴったりだ。皆さんは、わたしが愛するこの職業に多くの時間を割く最大の目的は人類の不幸を救済するためなのだ、とどうしてもわたしに信じさせたいのだろうか。皆さんは、なぜある人間が研究者や医者や患者になるのか、分かっていらっしゃるのだろうか。

動物の時代

わたしは幼いころから動物に熱中していたが、わたしの関心はトカゲやゴシキヒワやクモに向けられ、ウシやブタやウサギを発見したのは、ずっと後に孤独な研究者として国立農業研究所（ＩＮＲＡ《インラ》）の研究に携わってからのことである。この研究は後にこの研究所の偉大な成功の一つになったもので、ウシの胎内への胚移植を目的としていた。まず遺伝的に質の高い牝ウシに多くの卵子を排卵させ、選別された牡ウシの精液を使って授精させる。複数の胚が成長したら（数日後）、子宮を洗浄してこれを採取する。あとは、これを並の質の複数の牝ウシの子宮に個別に送り届けてやりさえすれば、この牝ウシたちが「代理母」の役目を果たして、特別な品質の子ウシを誕生させてくれるという仕掛けである。医学的な理由で人類に適用されたばかりの方法は、これと同じものだ。

家畜と始終つきあったおかげで、どうして各種の野生動物がわたしを魅了し続けたのか分かってきた。決して自らを限定しようとしないあの特殊な存在のしかたが、わたしを魅了していたのである。それと同時にわたしは、人間の使用に供するためにわれわれの必要によりかなった変種を選別することは、奇形を作り出す行為であることに気づいた。この行為は長い間職人的な仕事だったが、そのころ工業化の段階にさしかかったばかりであった。しかし、自然を制御することにはいつまでたってもわれわれ人間の無力さがつきまとう。つまり、もともとの資質にいくら「有益な」遺伝子を追加してみても、そのどれもが祖先の自由を保証していた別の機能の表現を打ち消してしまうように思えるのだ。たとえば、コンピュータに基づいて加工されたこの現代のウシたちは、その同じコンピュータがはじき出した手のかかった環境の外に出たら最後生き残れないだろう。品種「改良」を目的とした交配に際して行われる遺伝子変造によって、生殖のような生命にかかわる機能が損なわれるおそれがあるのだ。それにもかかわらず、科学者たちはその素朴な信仰に目がくらんで、欠陥を矯正すると称する先端的な技術に助けを求める。一九七六年にわたしは、南西フランスのある家畜生産協同組合に招かれて、胚移植の手法をブロンドの素晴らしい牝ウシたちに適用することになった。この牝ウシたちはひどく手の込んだ交配から生まれたにもかかわらず、普通の牝ウシ並みに生殖することを拒否していたのである。母親の資質を受け継いだ若い胚を買い集め、ありきたりの牝の子宮の中で特別な子ウシに加工する目的で、部厚い協定書が定められていた。当地に着いて数日後のことだ。この新しい血統の不妊症は、わが治療法の手には負えないことを認めざるをえなかった。この牝たちは卵子を作れず、したがって胚を生み出すことなどできなかったからである。こうして、進歩の狂信家も暗黙のうちに認めざるをえないだろう。技術の発達のそれぞれの段階で、文明人の最大幸福のために調和の取れた音域を構成するようなさまざまの発見がなされるためには、あるハーモニーがそうした発見のリズムを支配していなければならないのだということを。子ウシの消化機能が失われるとたちまちその細胞を試験管内で培養増殖することができるようになったり、子ウシを無性化するとただちにクローニングによる生殖の準備が完了したりするのは、その道のプロたちにとっては当たり前のことなのである。

ともあれ、数千年来われわれの身近で生きてきた自然の種が、突然消滅の脅威にさらされていると聞く。そのプロセスは始まったばかりだが（どうして今なのか）、それは何の説明もなく、この世紀末前に完了してしまうかもしれない。ハチからマツに及ぶこれほど多様でなじみ深い種がこうした危機にあるのだ。たとえ顕花植物の繁殖に欠かせないハチが消滅したとしても（たぶんそのとき人間は機械仕掛けの花粉媒介者を作り出すだろうか）、ここで重要なのは生態学的悲劇ではない。われわれを唖然とさせるのは、科学の美しき体系をもってしても、このプロセスを理解することも、それに抵抗することもできないわれわれの貧しさである。ハチの助けを借りなくともハチミツの代用品は作ることができるし、コンピュータのおかげで紙を節約することもできるだろう。しかし、祖先の数々の小悲劇を乗り越えてここまで生き延びてきたこうした動植物たちが、なぜこの世界を立ち去ろうとするのか理解できないのだ。それも、世界がかつてないほどわれわれの手中にあるまさにこの瞬間に。

それでもなお「進歩」がエスカレートし続けるとすれば、専門家たちがますますお互いに孤立し、それぞれが体系の中から自分の専門の部分しか自らの責任で手に取って見ないからにほかなるまい。

研究者の大部分は二つのグループに分類することができる。小役人とその他である。前者は従順で、想像力を欠いている。彼らは資料と予定表に埋もれて部署につき、実験結果が積もり積もって非の打ちどころのない表ができるまで、何年も同じ実験マニュアルと熱心につきあうことができる。後者は信用がおけない。彼らは四方八方に行ったり来たりしながら、あたかも不可能なことだけがおもしろいかのように、このうえもなく不遜なアイディアにしがみつく。こちらで運試しをしたかと思うと、あちらではさっさと逃げ出し、どんなにリベラルな指揮監督の重圧にも耐えられない。わたしは成功を収めるまで自由であった。ところが、養母から生まれた最初の子ウシの臭いが、役人と家畜生産業者の関心を同時に引きつけてしまった。わたしは、その筋からちょっとした敬意をちょうだいし、マスコミのミニ番組に出演したりしたが、すぐさま不吉な兆しが現れた。まじめに事態を考慮せよという決定がどこやら上の方でなされたらしく、研究者の新規増員の命令が下った。これはずいぶん前からわたし自身望んでいたことだったが、それよりも由々しき決定は、テクノクラートの相も変わらぬやり方、つまりわれらが上司を天下りさせることだった。この新しい上司のことはよく知っていたので、彼がわたしを指揮できるように、自分の専門のすべてを彼に教えてやらねばならなかった。彼は魅力的な紳士で、しばしば愉快なことを言う男だったが、彼がわたしに最初の忠告を与えたとたん、その魅力は吹き飛んでしまった。わたしが去ってからしばらくして、彼は胚移植の歴史を総括する論文を書いた。そのなかで、フランスの胚移植は彼から始まったことになっていた。

農業に関する研究を離れなければいけなかったので、わたしは古巣に戻って職業的再転向をはかる決心をした。つまり野生動物の性的行動を研究しようと思ったのである。わたしは、行動学研究所の責任者でハトの同性愛の専門家と会う約束を取りつけた。われわれは一時間以上意見を交換したが、そのあいだわたしは自分を悩ませていた観察をいくつか話した。たとえば、まずまちがいなく、ウシの雌雄の性的器官は交尾の短さが示すように両者バランスを欠いていて、そのせいで牝ウシがオルガスムに達するのを妨げている。しかし、膣を伸ばす操作を行えば、牝ウシの発情期の行動を強めるのは簡単で、ついには自然には存在しないが快感によく似た反応を得ることができるだろう。そこから、系統発生学的な分析をやってみる価値はないか。適切な技術を使って、解剖学的に快楽の潜在能力を最大限引き出してやるのだ、と。年配の紳士はわたしに言った。「お話はどれも興味深いのですが、行動学の研究を始めるにはあなたはお年を取りすぎていますね。」三十六歳だからこそ公務員の規定を充たしているので、あなたはわたしに一銭も払う必要がないんですよ、と説明しても彼は譲らなかった。わたしは、兵士が戦場に戻るように、研究所の生理学に戻らざるをえなかった。そこなら何かできることがあったからである。

新世界

一九七七年、アントワーヌ・ベクレール病院［パリ南部クラマールにある公立病院］の人間生殖生理学・心理学研究所にわたしは着任した。この研究所の名前がどうも引っ掛かったが、精神分析医たちがそこで働いていると聞いて興味を覚えた。テクノロジーに疲れ、安直な数字による征服にうんざりしていたわたしは、事物の根底を、さまざまな状態に応じて薄紫色やばら色に変化する肉体のような事物の裏側を見ることに飢えていた。統計学的な真実を言うなら、わたしはいつも率直な視線や、抑えられない感動や、バランスを失った足取りや、実際の偶然や、心痛むお話からほのかに見えてくるものを好んだ。知性がその爬虫類の皮膚にうんざりして、年代ものの夢のビロードを身にまとうとき、わたしはこれを愛する。性をめぐって現実と真実の分析を結びつけたこの研究所は、生理学の人間的なアプローチにはうってつけだったろう。

研究所の主任は、また病院の産婦人科部長でもあった。エミール・パピエルニクのことは、彼がウサギを使った臓器移植に関する免疫学的研究を行ったときから知っていた。パピエルニク教授は、わたしがありふれた家畜を相手にしていたときと同様に、わたしと君僕で話したがったが、わたしは彼を「あなた」としか呼ばなかった。特権に甘えたくなかったのである。前から気づいていたことだが、医学教授資格者は医師に対してだれでも「君」と呼びかけるが、それに引き換えその同輩《アルテル・エゴ》からしか君とは呼ばれない。それゆえ、病院勤務の医師たちは、移民労働者たちと同様に、その上司から君と呼ばれる特権をもっているが、いかなる文化的論拠をもってしても、彼らが逆に上司を君で呼ぶことは許されないのである。

パピエルニクは「誕生の質」の専門家だった。その「誕生の質」は、生物学的心理学的要因と同じくらい、病院の臨床態度にもかかっていた。それゆえ、彼は病院内にその学際的な研究を受け持つ部署を広げたがっていた。

生理学研究所の主要な活動は、当時卵巣標本の組織学的なホルモン分析を行うことにあった。わたしは、この研究所の新参者として、自分自身のなわばりを切り開かねばならなかった。研究者という者は、動物たちと同じように、自らが守るべきまた自らを守ってもくれる空間を必要としているのだ。生殖生理学の教育を受け、まだ老いぼれてもいなかったわたしは、医学の分野にほとんど手つかずの領域があるとにらんでいた。研究者という者は想像力の赴くところを愛し、その場所について無知であればあるほど彼の自由は増す。人間の生殖の領域には、その豊富な語彙が示すとおり、一つの生理学的現象にさまざまな病理学的変形が存在する。しかもその生理学的現象が正常だと思われていても、そのほとんどがよく分かっていないのである。たとえば、卵胞*は成熟した大きさに達すると、「嚢腫《キスト》」と呼ばれる。女性たちの中には、この軽蔑的な呼称のせいで、早期の閉経に追い込まれる人がいる。腹部の外科手術（虫垂切除のような）の際に「嚢腫摘出」を行う結果、卵巣組織の大部分を失うことになるからである。FIVÈTE の実証的な成果の一つは、医師たちに卵胞の外観と機能を明らかにしたことだった。人間に実験的なアプローチをする困難、また医学教育において長い間生殖にまつわりついていたタブーが、部分的にこうした怠慢を説明する。残りの部分は、「獣医たち」の仕事に対する医師たちの軽蔑がその原因であった。彼らの軽蔑にもかかわらず、人間は他の哺乳動物と生理学的にほとんど異なるところはなく、もし動物実験の成果を進んで参照する気があれば、そのときまでなおざりにされてきた人間の生殖に関する諸問題を、容易に明らかにする（すなわち特定化する）ことができるのである。わたしは、小部屋に装置を入れて、卵胞の体外培養を実施することを提案した。この計画は実験的にホルモンを投与して、その効果を、とりわけ培養した卵胞に含まれる卵母細胞*にホルモンが及ぼす効果を観察しようとするものだった。臨床医たちはこの計画を評価してくれた。死んだ組織の組織学的ホルモン分析とはちがって、この計画のおかげで生きたままの標本を体外で観察することが可能になるからである。こんなことができたのも、この組織があらかじめ実験の意志があって切除されていたのではなく、むしろ切除の後で実験の必要が生じたので、そこには倫理的なタブーが入る余地がなかったからである。

機能的に見てその起源がよく分かっている生物学的「実験材料」を、十分な量手に入れるのはさらにむずかしかったが、数人の臨床医たちが熱心に協力する動機を見つけるとすぐ、この困難は薄らいだ。むろんこれは、医学の進歩に供する器官や体液を取り出す目的で、彼らが何の異常もない腹部に楽しげにメスを入れたということではない。通常なら捨てていた標本をこの研究に回してくれるようになったのだ。

人間の生理学的研究にまつわる逆説は、医師たちに協力の理解が得られて、研究室の生物学的「実験材料」の供給が保証されるや、比較的少ない費用で計画を実施できるという点にある。動物を使った同様の研究であれば、相当の予算が必要になる。標本の生理学的質を確保するために、動物たちをあらかじめ長期間観察しなければならないので、飼育場、飼料、管理、専門の人員に多額の投資が必要になるからだ。病院では、健康保険が最高の条件で患者に関するすべての費用をまかなってくれる。入院の指示は厳密に医学的なものだから、研究所の付け足しの計画などには関知しないからである。これに、言葉のおかげで患者が研究者に当人の体の歴史を教えてくれる利点を付け加えるなら、動物実験より人間を対象にした実験がどのくらい有利かお分かりだろう。この計画を提案したとき、わたしは、科学的な研究対象としての人間がウシに比べてこんな長所があるとはまだ思っていなかった。

にもかかわらず、この卵胞培養実験の成果はまとめられるに至らなかった。方法論が確立した矢先、代わりの計画がもち上がったからである。それも、はるかに野心的な計画が。

とんでもない計画

一九七八年の春、元祖「試験管ベビー」ルイーズ・ブラウン誕生の数カ月前のことだった。イギリスのチーム（R・エドワーズとP・ステップトー）はおよそ十年前から体外受精の問題に取り組んでいたが、ブラウン夫人が妊娠数カ月になっていることはまだ知られていなかった。女性配偶子についてよくわかりかけてきたころでもあり、また体外受精のための設備も利用できるようになっていたので、この道に踏み込むことは不可能ではなかった。この提案をわたしにもちかけたのはルネ・フリドマンである。若き外来主任であった彼は、勤務医たちのなかでもわたしの主な話相手だったので、一種の暗黙の合意が彼とのあいだにできあがっていたが、それは、自然な共感と、アイディアを何としても実現させようとする二人に共通した熱烈な意志のたまものだった。

わたしが、戦闘的なトロツキストとして、永久革命の原理を深化させていたころ、ルネは農村から都市を包囲しようという毛沢東主義の戦略に熱中していた。ある共通の友人が一九七二年に初めてわれわれを引き合わせたのだが、これはお互いのイデオロギーを突き合わせようなどというものではなく、エスパドリーユを履いた若き医師として、ルネが、動物の生殖で完成された方法を人間の臨床に応用可能かどうか、このときすでに検討中だったからである。当時われわれが体外受精の話をしたかどうか覚えていないが、そのときわたしの頭を占めていた胚の修正と移植の技術のことだけは話したはずだ。ルネはたくさん質問をしたあとで、実際的な人間らしく、この技術を人類に適用するのは現時点ではむずかしそうだと知ってがっかりしていた。以来われわれは、五年後アントワーヌ・ベクレール病院研究所にわたしが合流するまで、会ったことがなかった。ルネは助教授になる野心を隠さなかった。彼はパピエルニクを効果的に補佐して、その支持を得ていたが、価値ある科学発表をすることによって彼の研究活動の重要性を正当化するなら、この昇進はより確実に向こうから転がり込んで来るだろう。ルネはわたしの初期の卵胞培養実験に大いに協力してくれたが、わたしのやっつけ仕事に彼が完全に満足していないのは明らかだった。実務家の彼は、生理学的なメカニズムの分析に参加するだけでは飽き足らず、婦人科の臨床に応用可能な研究に手を出したがっていた。結局、賭金は彼の野心に見合ったものにつり上がって、彼の有用性の原則もまた満足させられたにちがいない。いったいどこのどいつが「試験管ベビー」などと言い出したものか。

わたしは体外受精を「試みる」ことには同意したものの、腰が引けていた。こんな危なっかしい計画のために、有望な卵胞の実験を放棄することに、危惧を抱いていたのである。

ルネは、斬新かつ有用なこの計画のために、わたしを選んだ。彼は、わたしが自由に使えて、意志が強く、しかも彼の回りでいちばん有能なことを知っていた。わたしのほうでは興味をもった。彼がねばり強く組織力があり、わたしの回りでいちばん有能なことを知っていたからである。かくして、あの有名なペアが誕生するわけだが……

わたしはこの計画に同意したとき、試験管ベビーとは試みるものではなく、決意して選び取るものだということを漠然と知っていた。ありふれた計画が研究者の努力をはねつけるなら、そっとこれを放棄することができる。なぜなら、まさにその計画がありふれているからである。そのときわたしが相手にしていたのはそれとは別物だった。この挑戦は完全に力尽きるまでやり通さざるをえないだろう。なぜなら、性交しないで生殖したり、完全な不妊症の夫婦に子供を「作ってやったり」、大部分の動物でなお制御できない方法を人間に適用したりすることは、ありふれたことではないからである。ルネは、生来の性格からそしてたぶん経験不足ゆえに、楽観的だった。彼は、わたしのように、複数の哺乳類で同様の試みに失敗した者たち、しかも最高の研究者たちの報われない努力を目の当たりにしたことがなかったのである。たとえば、わたしが研究者の仕事を教わったシャルル・ティボーは、ウサギを使って哺乳類の最初の体外受精に成功した人物だが、彼は、それからウシの卵子の受精に成功するまで、四半世紀待たねばならなかったのだ。

さらに、万が一母体外での人間の卵子の受精に成功したとしても、胚を子宮に戻すときがやってくる。そのときこそ、新たな困難が、たぶん最大の困難がわれわれを待ち受けていることを、わたしは経験から知っていたのである。

パピエルニクは懐疑的だったが、いくつかの試みには好意的だった。彼は成熟した卵子を採取するための最初の外科手術に参加した後、医学的分野の全権をルネに譲った。研究所のほうには、わたしのほかにアランがいた。彼は若い婦人科医だったが、以前何年も無給で辛抱強く研究員のポストが空くのを待ったことがある。奨学金が底をついたため、とうとう彼は婦人科医の仕事についたのだ。このころブリュノがやって来た。彼は技師だったが、アマンディーヌが生まれてからまずまずの地位につくまで、われわれの乏しいフトコロに応じた手当で働いてくれた。医学的な面でも生物学的な面でも、イギリスの先駆者《パイオニア》たちはわれわれがただちに照会すべき人々だったが、彼らの科学的発表はめったにないうえに曖昧なもので、われわれの疑問に答えるにはまったく不十分なものだった。われわれがエドワーズに訪問を受け入れるよう求めると、彼は、「当研究所は狭小につき……」と慇懃に答えてきた。要するに、われわれは孤立無援だった。このことは臨床的な目的に向けていちはやく前進するには明らかにハンディキャップだったが、独創的な方法を発見するにはいい機会でもあった。わたしとしてはこの科学的な孤立を大いに楽しんだと言っておこう。この仕事を選んだのは、他人がすでに試みたやり方を忠実になぞるためではなかったのだし、すべてを考え合わせてみるなら、パイオニアとは敗北の屈辱を味わう危険が他の人々よりずっと少ない者なのだ。

もの思い

われわれの技術がよちよち歩きの段階にあったころ、この計画を不妊症夫婦たちに打ち明けるわけにはいかなかった。そんなことをすれば、彼らはとんでもない希望を抱いてしまっただろう。それゆえ、実験の初期、配偶子は自発的な提供者から手に入れた。成熟した卵子を得るためには、医学的な適応をもった外科手術（たとえば卵管結紮のような）を排卵の直前まで時間的にずらして行わねばならなかった。協力を頼んだ患者はみな、排卵誘発処置とひとつないしは複数の卵子の採取をこころよく受け容れ、われわれの研究を助けてくれた。精子については、当然無報酬の精液提供者を確保しなければならなかった。わたしはここで何人かの婦人科のインターンたちに敬意を表さねばならないが、こうした医師たちが常にそこにいて利用できたわけではないので、この種の貢献の大部分は研究室の自前に頼らざるをえなかった。当時FIVÈTE《フィヴェット》研究室には二人の人員がいたが、幸いにもこの二人は男性だった。つまり、惜しげもなく高品質の精液を提供してくれたアランとわたし自身である。われわれは一度たりとも卵子に孤独な思いはさせなかった。それぞれの持ち合わせを少しずつすべてFIVÈTEに投資したのである。必要あるいは自尊心から生じるこうした出資が、別のところでも行われたことをわたしは知っている。エドワーズは五人の娘の父だが、「試験的な胚」の*染色体分析を実施したとき、男の子の父親にもなれる可能性があったことを教えてくれたのである。

かくして、われわれは「われわれの」最初の受精卵を手に入れた。わたしはあのめったにない感動を思い出す。あのとき、培養試験管の中には、ただ単にありふれた細胞にすぎない気まぐれな配偶子だけが含まれていたのではなく、そこには目に見えないほど小さな子供のイデアが出現していたのである。数日間、大きさは母親からやって来た卵子と同じで、その外観も同じ時期の動物の胚とまったく変わりがないのに、この透明な物体のなかには、かけがえのない一人の人間の成長を促す力が備わっているのだ。誤解しないでいただきたいが、人間性というものが、もっと後、妊娠の成立後、つまり母体との最初の関係が生じた後にしか、受精卵に認められないのはよくわきまえている。試験管内の受精卵はそれ以下のもので、原始的な子供にさえ無限に及ばないものである。そこから子供を作り出すことが許されるのは、この受精卵とは縁のない本格的な試験管ベビーの計画を通じてだけだ。それゆえ、「試験的に」作られた人間の受精卵は、出口のない試験管の中で、匿名ではあってもれっきとした生殖能力を備えている細胞どうしの生物学的結婚を実現し、その遺伝子がかけがえのない組み合わせをもっているにもかかわらず、人間性の外部にとどまるのである。

　しかしながら、こうした試験的な胚はわたしをもの思いにふけらせた。しばしば自分の生殖能力の反論の余地のない証拠を手に入れたにもかかわらず（原注）、特別な感動と同時にどこか情けない感情を覚えていたのである。つまり、半ば信じていなかった計画のほぼ半分に成功したのだという感動のようなものと、実際の性行為を伴わずに、互いに見知らぬ二人のあいだに立って、一種の後ろ暗い性交を実現してやる邪悪な力を授かってしまったような感情である。われわれが「現実に偉大な」仕事ができるようになったとき、つまり胚をその持ち主である不妊症夫婦に返すことができるようになったとき、この試行期の感情は子供っぽいものだと思えるようになった。治療という機能を獲得すると同時に、体外受精はわれわれの遊びの空間をせばめ、責任の範囲を広げていたからである。現実の自然の上を流れる時間を無視したところで、われわれはヒトの受精卵の権利や地位をいくらでも知的に云々することができる。そのあいだ、当の受精卵はいまだ知られざる物体として、人工培養液のなかにじっと横たわっている。しかし、一人の男性となかんずく一人の女性が、長い間執拗に苦しみぬいたあげくに、もうすでにその受精卵を自分の子供の始まりと見なす権利をもっているという事実に変わりはない。何度も繰り返し行われた治療がこの夫婦にもたらすことができなかったことが、ここ、試験管の奥で始まると、その試験管はゆりかごと同じくらい大事なものになるのである。「何か」が起こったという証拠が現れるとき、試験管の前でもの思いにふけるのは、試験屋の真の報酬である。ああ、しかし、それは成功に慣れてしまうまでのあいだしか続かない。もっとも、このもの思いには、あらゆるものが不確かだという時代の強迫観念めいたところがあった。実験がうまく行きそうな気がして、その結果を一刻も早く知りたくなると、最初の卵割*が起こって結果が分かる推定時刻に合わせて、わたしは夜病院に戻ったものだ。そのとき、わたしは、科学教育とは絶対に無縁ではあるが、研究者という不安な人格の特徴をよく示す迷信的なしきたりに従ってドアを開けた。自分の興奮をもっと長く味わうために、試験管から少し距離を置いたところでコーヒーをいれた。この試験管はすぐわたしに容赦のない真実を明かしてくれるだろう。焼けつくようなコーヒーをひと口ふた口すってから、培養室に入っていく。しばしば自ら求めにやってきた評決を遅らせす最後の小細工として、試験管を指にはさんで回しながら裸眼でそのばら色の液体を眺めた。すると、突然いてもたってもいられなくなり、顕微鏡の接眼レンズに目を釘づけにして、観察を始めるのであった。

（原注）明らかに女性より男性のほうが、自分の配偶子にもともと何かまちがいがないかどうかしばしば不安を感じていて、FIVÈTEの際これに直面しなければならない。実際どんな男性も、体外受精に頼る者を除けば、自分が父親たる資格を「保証」されることはないのである。

輝く円の中、満月のような顔をこちらに向けて、失敗がわたしをあざけっているときには、度重なる不運に力が抜けたまま、一日中不機嫌が続いた。そんなときは、たまたま会った同僚たちに、体外受精はしんどいユートピアだから、もうじきこいつとは縁を切るつもりだよ、と説明したものだ。しかし、その小さな球体が均一な四つの部分に分かれていたときは、こんなに簡単に自然を制御したことに驚いたものだった。夜が明けるころ、この生きた物体とひとり差し向かいでいるとき、わたしはよくこんなことを夢見たものだ。たぶん「われわれの」最初の子供がこの場所にいて、ついさっき初めてこいつは陽の光を見たんだ、と。わたしはこの子が男の子になるなどと思ったことは一度もない。だれが何と言おうと、この子が女性なのを知っていた。彼女たちの何人かは、親しげに実際に存在する美女の名前をつけられた。そんなとき、わたしは彼女と未来で出会っていた。彼女はよく知っている顔の少女になっており、名前を知らないこの老人を好奇心いっぱいに見つめているのである。わたしは多くの経験をしてきた者の寛大かつ柔和な態度で、あの夜のことを、彼女の最初の夜のことを、指の間で彼女を揺すったわれわれの最後の夜のことを話してやったものだ。彼女はわたしを鼻で笑う。すると、わたしは、あの武勲のことを、辛うじて成熟した卵子ともう死にかけていた精子を使ったわたしの闘いを説明し、わたしがわざわざ精子を選んであげたおかげできみの目はそんなに明るい色になったんだよ、と彼女に信じこませるのである。この研究室の快傑ゾロはロクな年寄りになりそうもない。

できた胚のうちのいくつかは母親の子宮に戻されたが、何の成功も収めなかった。リポーターのフラッシュがひらめく中、ルイーズ・ブラウンが誕生した。

戦闘的研究者

イギリスで世界最初の「試験管ベビー」が生まれるとともに、病院の外では見世物が幕を開け、熱狂したジャーナリズムはそれを鳴り物入りで報道した。イギリスのチームは、だれの関心も引いていなかった研究所の慣れ親しんだ劇場で、何度も孤独なリハーサルを繰り返した後、当日券なしの全席前売り興行で初日の上演を行った。この瞬間からわれわれとマスコミとの最初の「真面目な」関係が始まった。彼らはわれわれにこの事件を説明してくれるよう求めたのである。卵胞だの卵子だの精子だのを定義するために、高校レベルの講義をする必要があった。詳細に方法を説明しなければならなかったのに、われわれはイギリス人たちの方法などほとんど何も知らなかった。何といっても、ルイーズ・ブラウンの両親が大部数のある新聞に事件の独占報道権を売ったからである。かくして、ジャーナリストたちは、商売がたきのせいで発明者たちが沈黙を余儀なくされたのにもめげず、この事件から最大限自分も甘い汁を吸うことに専念した。ある三文作家たちなどは、われわれが万一フランスで同じことに成功したときの独占報道権を、今から約束させようとした。まるで彼らの同類のイギリス人たちが成功した情報強盗が、この業界全員のお手本になったかのようだった。

われわれはイギリスの実験から技術的には何も教わらなかったが、こうして初めてこの計画がユートピアでなくなったころ、われわれのほうの研究もすでにかなりの進展を見ていた。われわれが知ったのは、エドワーズとステップトーが患者の排卵をホルモンで刺激するのをやめたことだけだった。この処置はそれ以前の失敗の原因と見なされたのである。この仮説は数年後異論が唱えられることになったが、われわれのささやかなチームはそこに敏感に反応して、自然な月経周期に合わせた手術以外手を加えないこと、すなわち女性の生理学に関するすべての人工的な刺激をやめる決心をした。治療を目的とする臨床研究は、根本的なメカニズムを分析するヒマも予算もないので、そうせざるをえないからである。こんなふうに効果的な近道をいつも探していると、どんな提案でもそれがひとつしかない成功のスタート台になるなら、模範的な説得力をもつのだ。矛盾するようだが、このマニュアルの再検討のせいで、われわれの計画の成功は一〜二年遅れることになる。しかし、またこれは、この研究が最も豊かな成果を上げた部分でもあるのだ。つまり、もしわれわれがホルモン処置（われわれは二年の中断をおいて再開した）のおかげで、もっと多くの卵子を手に入れていたら、アマンディーヌおよびその試験管姉妹は、おそらくもっと早く生まれていただろう。しかし、われわれのグループの生理学の分野における独創的な成果は、本質的に自然排卵時の研究を深化させた結果なのである。

いずれにせよ、自然な月経周期に合わせた手術に限ったせいで、FIVÈTE《フィヴェット》チームの労役は目に見えて増した。ホルモン処置を利用するなら、成熟した卵子を採取可能な日時を決定し、この日時を病院の要請に合わせて選ぶことができるが、自然な周期に合わせた手術であれば前もって決めておくわけにはいかない。その日時は患者の卵巣の反応に左右されるからである（本書一五四ページ参照）。自然に修正を加えるのをやめる選択をすると同時に、すでに年中無休体制をとっていたわれわれの仕事時間は夜にまで広がった。女性の自然な排卵は各人まちまちの時刻に起こるが、一年のある時期には何とも驚くべき偏り方で夜起こるからである。たとえば、われわれが明らかにしえたところでは、自然な状態で卵子が卵巣から放たれる時刻は、秋・冬にはたいてい夕方の四時ごろ、春にはたいてい明け方の四時ごろなのだ。夜中の二時に卵子の採取を行わねばならないときは、FIVÈTEの成功に自ら任じた人々に加えて、外科的処置の実行に欠かせない人々、すなわち麻酔医や看護婦を動員する必要があった。FIVÈTEは、一種の「救急治療」となってしまい、鳥のようなそのかわいい名前［フランス語では、アルエット（ヒバリ）、シュエット（フクロウ）、ムエット（カモメ）など－エットで終わる鳥の名が多い］に似合わず、多くの人員に食欲を示し、しかも彼らをいちばん不都合な時刻にむさぼりつくした。かくして、ルネとその臨床チームとのあいだでは悶着が絶えなかったのである。

わたしはどうかと言えば、FIVÈTEが自然に合わせてもっとも予期せぬときに襲来したこの二年間は、わたしの研究者生活のうちでもいちばん苛酷な日々だった。卵子が試験管に収められ、医療チームが眠りに行ってしまうと、すぐに精液の採取と処置にとりかかり、次に受精を行う。つまりさらに二〜三時間、それもたったひとりで残業しなければならなかったのである。わたしは、政治的戦闘主義華やかなりし時代をまた思い出していた。つまり、政治参加《アンガージュマン》を頭の中で決心するのは簡単だが、この参加を日常的に表明するためには、LCR（革命的共産主義者同盟）で言っていたように、「主意主義者的《ヴォロンタリスト》な」態度をことあるごとにとらねばならないのである。わたしはＦＩＶÈＴＥの専従職員となっていたが、ときどき交代してくれるアランはＦＩＶÈＴＥと距離を置き始めていた。要するに、一人半で、年中無休一日八時間三交代制の労働をまかなっていたのである。われわれのうちどちらか一人が、友だちとのパーティーを予定に入れていたときでも、夜の自由が確実になるのは当日の晩の六時まで待たねばならなかった。このときになって初めて、ホルモン検査の結果に応じて、その夜の予定が決められたからである。そんなときルネはわたしに優しく言ったものだ。「さあ、腕の見せ所だな……」

自らの社会的イメージを築くことに忙しい人々（芸術家、科学者、その他の人類への奉仕者たち）の生活を物語る映画や小説の中では、その妻に（もしそれがいるなら）、毎度わたしを困惑させるある役割が割りふられているのに気づく。つまり、家庭に打ち捨てられていながら、夫の自尊心が何か満足を得たときにはうれし涙に暮れ、このモーレツ夫が投げたボールが遠くに行きすぎて自分で捕まえられなくなったときには、夫本人以上にやきもきしながら待つという妻の役どころである。おそらく妻たちはかつてこんなふうだったのかもしれないが、もう今日の流行ではあるまいし、しかもそれはまったく当然のことだ。こうした芸術家や科学者たちが、特別自己中心的な計画に取りつかれているわけではないにしても、もし彼らがそんな自己中心的な計画にもかかわらず打ち捨てられた者たちの心遣いにあずかっているとしたら、おかしいと思うのは当然だろう。ある日曜日、わたしの娘がその八歳児の背の高さからわたしに言葉をかけてきた。「ねえパパ、どうしてまたラボに行くの。お仕事がうまく行ってないの。」彼女は理解することも、認めることもできなかっただろうが、まさにこの理由のためにわたしはそこへ行っていたのである。

闘士は孤独に生きなければならない。自ら選んだゲームのせいで、彼はたいていの場合家族関係には手が回らないからである。集団的な親密さと個人的な計画というこれほど相容れない二つの冒険を、どうやって同時に引き受けることができるだろう。前者に対してどんなに熱烈な思いがあったとしても、それは常に後者への義務によって打ち砕かれる。そして、戦闘的な生き方そのものより、戦闘的な生き方への家族の批判のほうがもっとうっとうしく思えるときが来る。自己中心的な夢は愛情の働きを破壊し、それに用いるべき時間を出し惜しみし、生産第一主義的な考え方をするよう仕向ける。この堕落は、単に家庭に不在であるという事実によって確かめられるだけではなく、それはまた愛情の空間をもむしばむのである。まさにそんなとき、この英雄のふるまいは、どこにでもいるつまらない個人のふるまいと何の変わりもないように見えてしまうのだ。

そうは言っても、夜について、あの特権的な夜について、また語らねばならない。そんな夜には、予想もしないアイディアが、あの完全な闇と精神の見かけの休止状態にもかかわらず、信じられないほど論理的なアイディアが浮かんでくる。ものの数十日くらいの夜々が、その夜々を含む長い年月以上に、多くの思いもよらない発想を産み出してくれるのだ。これは眠りが訪れるときのかけがえのない孤独のおかげである。そのおかげで、よけいな雑音から免れた脳という機械のなか、紋切り型の考えがばらばらになって消えるとともに、たちまち明白な調和をもった知の鎖が結ばれていくのである。しかし、このどこか別のところからやって来たアイディアの形を、夜明けまでくっきりと保っておかねばならない。それができないなら、このアイディアは通常の眠りの混沌のなかに溶けていってしまうのである。

初期の患者たち

自らＦＩＶＥＴＥ《フィヴェット》を志願する不妊症夫婦たちの数はまだきわめて少なかったが、これはしごく当然のことである。夫婦ふたりの体がひとまとめに同じ医療記録で扱われ、成功の見込みがどれくらいあるのか示すこともできないよちよち歩きのテクノロジーにすべての処置を任すことなど、どうして受け容れることができるだろう。患者の大部分は彼らの主治医から紹介されたわけではなかった。われわれは、医師たちから見れば、まだまったく信用のおけない連中だったからである。したがって、病院になじみのある夫婦か、ルイーズ・ブラウンの誕生に伴うマスコミのキャンペーンの機会に、われわれのチームとその計画を発見した夫婦がわれわれの患者となった。メディアの誘惑に負けていれば、簡単にこの募集人員を増やすことができただろうが、われわれはまだ何も成果を上げていなかったので、不妊症の解決策としてFIVÈTEを広く世の中に提案してみせるわけにはいかなかったのだ。とはいえ、われわれが集めた人数は、そのせいで生じた労役から見ると、十分とは言えなかった。つまり、週にたった一つでも試験の予定が入れば、レジャーの計画はすべて不可能になってしまうので、どうせなら試験を数多くやり、成功のチャンスと進歩の機会が増えたほうがまだましだったからである。どんな方法でもその開発の段階では起こることだが、こうした最初の患者たちは、子供を作りたいといういてもたってもいられぬ欲望につき動かされ、言うことをきかない自分自身の身をもって、真っ先に新しい方法の不便を味わっていた。われわれは、あの栄光の日々にたどり着くまで、彼らに対して一種特別な愛情を抱いた。子供を授かった者もいれば、あきらめた者もいる。しかしそのうちの何人かはいまだにときどき手術台の光景とともに頭に浮かんでくる。彼らは、ありとあらゆる運命のいたずらの試練に耐えた一つの意志を感動的に証言しているだけでなく、われわれの能力の限界をいまいましいくらい証明する人々でもあるのだ。それゆえ、患者たちがチームのメンバーの数とほとんど同じくらい少なかったころ、われわれのグループと不妊症夫婦たちとのあいだには、正真正銘の人間的なつきあいが自然に生まれた。とりわけ研究所は一般に開かれた場所だったので、毎日女性、男性、夫婦が質問に訪れては、この「手段」を発見するに及んで、結局自分たちの可能性を見積もることになった。われわれが希望を数字で表すことができないのを前にして、ある者は他人の子供を養子にすることのむずかしさを説明し、またある者は女ともだちや姉妹の手を借りて、三人で子供を作ることを申し出たものだった（本書一一一ページ参照）。

彼らがどうして最終的にこの冒険に乗り出したのかといえば、もしこれをあきらめたら彼らのいちばん大切な将来の夢に反することになったからである。しかし、だれ一人としてこの試みがすぐに成功するとは本気で信じていなかった。何年も何年も医学的な検査を受け、腹部にメスを入れられてはあちこちいじくり回され、ときにはどこかを切除されたりしたのに、そうした処置もさっぱり効き目がない。そんな年月を過ごした後では、夫婦の一念はとにかく行けるところまで行ってしまえということになる。その最後に行き着いたところがわれわれだったのだ。なぜある夫婦たちが夢中になってこの冒険に参加したかといえば、この冒険が「最後のチャンス」であると同時に「新しいもの」の選択だったからである。われわれの技法は不妊症治療の市場では最新のものだったので、われわれとともにテストを行うことは、言ってみれば少し月面を歩くようなものだったのだ。こうして、この患者たちは、本人たちが意識するしないにかかわらず、大掛かりな見世物の出演者を務めることになった。進歩の見物人たちから見れば、彼らはもっとも先端的な、もっとも人工的な、そしてもっとも幻想的な生殖方法を試す決心をしたからである。とはいえ、彼らのほうでも、彼らが果たす特殊な役割がどんなものか完全に知っていた。彼らは、子供を作るためのこの幻のように心もとない妊娠方法に占める自らの役割について、また他の出演者の役割についても、ほとんどありとあらゆる書物を読んでいたのである。われわれが彼らとともにやろうとしていたこと、さらにわれわれが彼らのためにやろうとしていると彼らが信じたふりをしていたことについてなら、彼らは、このショーを見物しているどんなジャーナリスト、どんな医者たちでも、質問責めにして立ち往生させることができただろう。なぜなら、確かに「患者」と名づけられる人々の強みは、自分自身こそが医師たちの活動の唯一の目的なのだと頑固に意識しつづけるところにあるのだから。そして、患者が医師団との関係において感じる矛盾は、彼女（彼）がこの居心地のいい地位をあえて要求したければ、それだけ医師への服従を自ら証明して見せなければならないというところから来る。医師たちに言わせれば、それさえできれば「半分治ったようなもの」なのだそうだが……。かくして、こうした夫婦は、ペニスと卵巣を縛りあげられたあげく、魔法使いの弟子たちの意のままにゆだねられ、この半人前の魔法使いたちがひたすら彼らの幸福だけを願っているのだと、無理やりでも信じ込まねばならないのだ。

FIVÈTE種の患者たち

病院という環境の中では、患者というものは決してその症状ごとに呼ばれるのではなく、当人を正常に戻すために用いられる手段ごとに名前をつけられる。つまり、不妊症の女性とか、中絶を希望する女性とか、子宮筋腫に苦しむ女性とかは存在せず、「FIVÈTE《フィヴェット》」の患者、「IVG（人工妊娠中絶）」の患者、「子宮摘出」の患者が存在するのである。FIVÈTE患者の特殊性は、その治療努力にもかかわらず、症状が長引き、いつまでも治らないところにある。この集団的な同族意識からFIVÈTE患者の友愛が生じる。この強情な種族は、身体が反抗しているという意識に強迫的にとりつかれていて、博物学者が言うところの種とは正反対のものである。というのも、この種は生殖が可能になったら最後、その種族の定義そのものから外れてしまうほかないのだから。それゆえ、この種が健全な状態のまま存続するためには、自ら好んで精神と肉体のトラウマに服従せざるをえないのだ。こうした患者どうしの友愛は、男性にはあまり関係がない。彼らの大部分は精液を提供するためにしか病院にやって来ないからである。女性たちのあいだでは、親密なおしゃべりが自然に生まれ、それまでの治療歴を互いに語り合うとすぐに、卵管だの、卵巣だの、配偶者の精液だのの状態によって、自分がＦＩＶÈＴＥ種のどの変種に属しているのか分かってしまう。だからといって、身体的な性能のこれまでの収支決算はここでは問題にならない。どのみち、これからやる修理方法はみな同じだからである。兵営の共同寝室に寝起きする配管工と学生が、同じ戦いのためにやって来たという理由で心が通い合うように、この女性たちは、数日間の独身生活のなぐさみに、持ったことのない子供たちの話を互いに語り合う。毎日彼女たちはそれぞれの臨床結果を比較する。「ねえ、あなたは卵胞四つでエストラジオール［卵胞の成熟度を示すホルモンの一つ］が八〇〇なんですってね。あたしは三つで一一五〇よ！」

　ときには、数字がもたらす苦悩を乗り越えて、相互共生的な考えが浮かぶことがある。「あたし友だちと決めたんです。彼女と同じ日に手術を受けるんで、もしどっちかが三つ以上卵母細胞があって、どっちかが一つもなかったら、四つ目のやつはお互いにあげっこしようって！」われわれは言った。「そういうことはまずありませんね。それにご主人と相談しなくちゃ。倫理的な問題もありますし、要するにダメなんですよ。」病院を出た後も、彼女たちは日常的に電話をかけ合って、お互いの気持ちを伝えたり、体温計やホルモン量の数値を比べ合うのだが、それもあの恐れていた生理日が、失敗の血まみれのしるしがやって来るまでのことだ。そのとき彼女たちはともに涙にくれ、次の試みのときにまた会う約束をするのである。

　こうした初期の時代に、われわれはいくつか心理学的な過ちを犯した。たとえばＦＩＶÈＴＥ患者と人工妊娠中絶患者を同室にしてしまったのだ。FIVÈTE種のためのスペースはまだ臨床科の方では想定していなかった。われわれの活動は始まったばかりで、人員にも限りがあり、しかもその未来はまったく当てにならなかったからである。とはいえ、後にさまざまな措置がとられたにもかかわらず、「FIVÈTE」たちと「IVG」たちは必然的に顔を突き合わせることになる。彼女たちは本当の病人ではないので、しょっちゅう病院の廊下を行ったり来たりしているからだ。すると「FIVÈTE」たちはこの雑居状態に憤慨する。彼女たちは、「IVG」たちが引き受けたがらないものを、あれほど前から探し求めているからである。生物医学チームと不妊症夫婦たちとのあいだでもたれた話し合いで、われわれは何度もこの怒りの矢面に立たされ、それはひどくけんかごしの形を取るところまで行った。この病院は夏のあいだFIVÈTEの試験センターとなっているが、またIVGにとっても重要なセンターを兼ねており、どちらか一方の自由にすることはできないのだ、とわれわれは説明する。妊娠能力のある夫婦がIVGをやめたからといって、別の夫婦の不妊が治るわけではないのである。中絶反対の闘士たちがいるように、反FIVÈTEの闘士たちもいたが、これは同一人物でもありえるだろう。こういう論理はFIVÈTE患者の夫婦たちには通用しない。彼らのうちでもいちばん実際的な者たちなどは、中絶した胎児を回収して、不妊症の女性の子宮に受け入れることは可能かと尋ねた。それができたら何とすばらしい生態学的な均衡を実現することができることか！　おまけにそれは中絶した女性たちの罪悪感を減らすことにもなるだろう。胚は一度しか子宮粘膜に着床*することを受け容れない。この現象は一定のホルモン環境に支配されているのである。もっとも、最近になってアメリカの婦人科医のL・B・シェトルズが、派手な発表を専門にしているだけあって、生理学へのこの挑戦に応じる用意があると吹聴してはいるのだが。少なくともその配偶者と同じくらいの数のFIVÈTE治療の当事者たる男性たちが、類を見ない猛烈さでIVGに反対している。実に示唆的なことには、この男性たちが、精液の低品質のために、夫婦の不妊症の責任の一端を担っている者たちと正確に一致しているのだ。これではまるで、子供を作ること以前に、とりわけ社会的規範としての生殖能力の要求のほうが重要であるかのようだ。生殖能力を証明すること（自らに証明すること）と、この能力を生殖のために使うのを選ぶことはまったく別のことである。大いにありそうなことだが、いつでも簡単に妊娠できるようになって、今は曖昧に見えるこの両義性がくっきりと二つに分かれて見えるとき、ＦＩＶÈＴＥ患者の夫婦が自ら進んでＩＶＧを求める日が来るのかもしれない。

男たち、女たち

ときとしてＦＩＶÈＴＥ《フィヴェット》患者の両親や友人たちが、医学の進歩のおかげで生じた一か八かの賭けに協力することがある。あるバスの運転手は、その同僚たちによって自分のバスから連れ出され、大急ぎで病院に向かうことになったのだが、この同僚たちは彼が精液採取を即刻行わねばならない旨を電話で知らされたのである。一方、患者たちのなかには、彼らの試みを恥ずかしがって、秘密を守る者たちもいる。彼らは家族にまた空しい期待を抱かせたくないのだろうし、またおそらく自分の配偶者が欠くべからざる精液を放出する段になって、中学生のようなふるまいに及ばねばならないことを隠しておきたいのだろう。精液の採取がＦＩＶÈＴＥのもっとも危険の少ない局面であり、明らかにもっとも苦痛の少ない行為にはちがいないのだが、しばしばそこに心理的な問題が生じることがある。この行為は医療行為とは言いがたい。つまり、専門家のどんな助けもいらなければ、マスターベーションの手法について何か教えをほどこすこともありえないからだ。「さあ、これが殺菌した容器です。ていねいに手と亀頭を洗ってくださいね。終わったら容れ物を隣の部屋にもってきてください。」するとこの男性は、快楽を求めに通うあの専門的な場所にいるかのように、すぐさま服を脱ぐ動作をする。つまり、上着を脱ぐとか、シャツの袖をまくり上げるとか、はたまたベルトに手をかけるとかするのだが、これをコトを行わねばならない「独房」のドアが閉まらぬうちにもう始めるのである。通常数分後には、彼が研究室の戸口におずおずと現れ、その手のひらに容器を隠すようにしている。彼は一刻も早くこれとオサラバしたい、どこでもいいからそれを置いて逃げ出したい一心なのである。こっそりと独房を離れ、自分の生産物を置きっ放しにする者がいるかと思うと、あまり気前がよくなかったことを謝る者もいる。容器が大きすぎるので、使用前とほとんど同じくらい空っぽに見える容器を渡すことに、どうしても屈辱を感じてしまうからである。マスターベーションのタブーに関しては、文化的な違いが現れる。たとえば、アラブ人は気安い提供者だが、一方黒人はと言えば、アフリカ人でもアンティル諸島人でも、いちばんこれに抵抗を感じる人々である。われわれの求めに驚く黒人たちもいる。「一度もそんなことしたことありませんよ、わたしは。ホントにそんなことができると思ってるんですか」。

ある夏の晴れた日、わたしは明け方研究所に着いて、あるＦＩＶＥＴＥ患者の夫に例の容器を渡そうとした。わたしと差し向かいになっていたのは、ランニングシャツを着た黒人の大男だった。彼は高いところからプラスチックの物体を眺めながら、うわの空でわたしのごく短い説明を聞くや、断固とした口調で言った。「ああ、いいとも。ただし小便ならやるさ！」わたしは弁解口調で、小便には卵子を受精させるのに不可欠なあの精子が含まれていないのだと、答えた。彼は方法論に関して補足的な説明を求めたが、その方法論を聞いてわたしを満足させる気になったのだろう、会話を打ち切った。「すぐ戻る。」三十秒後、彼はわたしに黄色い液体で縁までいっぱいになった容器を渡してくれたが、その液体の正体が何であるか見まちがえようもなかった。男はいらいらした様子でわたしの抗議を聞くと、ついに真意を告げた。「精液なら今朝もうあげちまったよ！」わたしが聞いた限りでは、その朝、この夫の表敬訪問の栄に浴したのは、数時間後に手術を控えていた彼の妻ではありえなかった。この日は別の人妻に予約が入っていたからである。

いちばん驚くべきことは、配偶者どうしがいっしょに来たとき、夫婦で精液の採取を行うことをたいてい拒否することである。われわれが出会ったある男などは、妻の執拗さに負けてこのやり方を受け容れたものの、とうとう最後に独房から妻を追い出して、やっと目的を遂げることができた。確かに、卵子が待っているのだから、即刻ここで精液を出さねばならないというプレッシャーによって、多くのこうした不調を説明することができる。しかし、想像してみるに、体の不調をもたらすどころか、ＦＩＶÈＴＥがときとして妊娠を確実に保証する、特権的かつかけがえのない方法になりうる可能性がある。幸運にも、ここに次の若いカップルのような、まったく反対のケースがあるのだ。彼らは独房を拒否して、彼ら自身の病室を選び、あの孤独な運動を愛の行為に変えてしまったのである。わたしが容器を回収にやって来たとき、それは真っ白なビデの中に置かれていた。二人はその上で唇を合わせ、周囲の動きに気がねすることなく、われわれの無味乾燥な小細工に愛を吹き込み続けていたのである。

ＦＩＶÈＴＥは性行為を廃絶してしまうだろうと主張する者が多くいた。しかし、むしろＦＩＶÈＴＥは、日常的な性行為のこっけいゆえに耐えがたいイメージを明るみに出してしまうと言うほうが正しいのではなかろうか。女性の性器は子宮に至るひっそりとした通路だが、一方男性の性器は何というものなのだろう。それは、怪物的な姿で虚空に屹立してしまうと、皮をむかれて周りのすべての肉から突起した物体となり、虚無の中へ自らをまき散らすまで、バカのひとつ覚えのように機能する。カップルの数だけ存在するこうした性器どうしの不釣り合いな関係のみじめな発見は、性的な関係がだれの目にもはっきり消滅してしまえば、卑猥なことにさえ見えてくるだろう。こうした妄想が生じる余地がFIVÈTEの一部には必ず含まれているのであり、ある女性患者などは、大胆にも、受精卵を子宮に戻すときには、性的快楽を得る権利があるとまで主張したものである。

当時はまた、プロどうしの実り多き交渉があった。言ってみれば、それは自分の料理を詩のように語ったあの有名なレストラン経営者とつきあうようなものだった。実験を行うことによって、職業的情熱によって、そして最良の技法を発見したいという意欲によって、われわれは一つに結ばれていた。すばらしい料理《ボンヌ・キュイジーヌ》に魔法があるように、FIVÈTEにも同じくらいの魔法があったからである。生の材料を混ぜ合わせて、そこから単なる足し算以上のまったく別のものを作り出したり、またそこから明らかに独創的かつ調和のとれた解答を一瞬にして生み出したりすることは、世界のあらゆる料理人たちが互いに認め合う特権的な営為である。ああ、しかし、「すばらしいFIVÈTE《ボンヌ・フィヴェット》」とはただただ子供を作ることなのだ。こうした初期の患者たちは、われわれの行為の魔法をとにかく信じていたにちがいなかった。しかし、その結果はと言えば、彼らは希望をもち過ぎないようにうわべの節度を保っていたにもかかわらず、失敗が明らかになるにつれ、それに続いて現れたものはどこか絶望に似たものだったのだ。

魔法が目に見えるような気がするのは、とりわけ胚を母体の子宮に返すときである。胚移植のとき、初めてチームのさまざまなメンバーと患者が一堂に会するのだが、それはまた、胚が観察領域外に消えてしまうこと、子宮の秘められた厚みの中へ隠れてしまうことを意味する。つまり、それが再生するか、あるいは死んでしまうまで。わたしは「黎明期の」この儀式の一つが今でも忘れられない。そのころわれわれは、胚を宿すこと、つまり「押し込む」ことはもうできたのだが、こうした胚はどんなわずかな合図も送ってきたためしがなく、すぐに子宮の深淵に打ち捨てられていた。問題の患者は心理学者であったが、他人の内部を発見することを職業とする者の大部分がそうであるように、その感情的人格が外に透けて見えた。彼女は鉄製の手術台の上に裸で横たわっていたが、この同じ外科手術室はそのとき卵子の採取と胚移植の両方に使われていたので、その中心に手術台が置かれたこの部屋はあまりに大きすぎた。カーテンが閉められ、リラックスするのにちょうどいい柔らかな薄明かりの状態がつくられていた。唯一巨大な無影灯《シアリティック》だけがその白い光を若い女性の大きく開いた腿のあいだに投げかけていた。控えめな看護婦がひとり準備に忙しく立ち働いているあいだ、ルネとブリュノとわたしは、かわるがわる心配そうな患者の顔のほうへかがみこんで、ほほ笑みを交わし合っていた。ラジカセが一台持ち込まれ、低く宗教音楽を流していた。だれも口を開かなかった。ロウソクを灯したいと思ったくらいだが、だれもそうする勇気がなかった。ルネはいつになくゆっくりと子宮頸部の洗浄をした。ブリュノは女性が差し出した手をそっと握り、わたしのほうは移植用カテーテルに微小な胚を挿入していた。女性は注意深くわれわれの一挙一動に目を配り、われわれの表情から手術がうまくいっている兆候を探そうとしていた。われわれの瞑想が伝染したかのように、徐々に彼女の力が抜けていった。この最先端医療の劇場には、クリスマス・イヴの教会よりもさらに神秘的な雰囲気が漂っていた。あたかも、われわれに嬰児《みどりご》を誕生させる能力がないことが明らかになったために、数字で計れる法則とは別の法則に従うようわれわれは導かれ、われわれの願いとこの女性の願いが溶け合い、ヴィヴァルディのこの荘厳な音楽に合わせて、彼女とともに一つに結びつくことを余儀なくされたかのようだった。カテーテルが抵抗もなく子宮頸部を越えて、見ることのできない肉体の奥まで入り込んだ。わたしは、胚がカテーテルを離れて彼女の中に留まったことを確認するとすぐ、静かに言った。「奥さん、身ごもりましたよ!……」この儀式のあいだ、それ以外の言葉は一つも発せられなかった。彼女はほほ笑んだ。そして、横になったまま、腕を十字に交差させると、その手は二人の生物学者の手を強く握りしめた。ルネの頭が彼女の腿のあいだから再び現れた。音楽は涙が出るほど美しかった。数分後、夫といっしょになったとき、彼女はただこう言った。「わたし、この三人といっしょに愛し合ったのよ。」

悲しき協力

二つ目のＦＩＶÈＴＥ《フィヴェット》研究グループがパリのネッケル病院に生まれていた。何度か会ううちに、われわれはこのグループの二人の女性生物学者と好ましい関係をもつことになった。われわれ男性チームは、女性たちがわれわれと同じ冒険に飛び込むことに無関心でいられなかった。たとえ、それが女性解放運動（ＭＬＦ）の闘士たちに、そうした女性たちがいるのだということを示すためにすぎないとしてもである。ＭＬＦの闘士たちは、ＦＩＶÈＴＥが、女性の肉体を骨抜きにするために、野郎どもが用いる最後の手段だと見なしたがっていたからである。むろん、われわれと「女ともだち」との関係には、研究者が同じ計画にそれぞれ別個に取り組んでいるときに生じる微妙なものがないわけではなかった。この社会の戯画的な小宇宙である研究者の世界では、優位に立ちたいという意欲が、科学的活動の本質そのものと結びついた例外的な重要性をもっている。つまり、研究対象の所有権は、あらゆる生産活動においてと同様、ここでも用心深く保護されているが、研究者が自分の存在を主張しようとする意志の強さはそれをはるかに凌いでいるのである。研究者がある科学分野に力を入れようとするや、ただちに彼はそれぞれの器具に自らの生きた体臭を染み込ませ、どんなつまらない行為も彼固有のリズムで行うようになるのだが、科学に関係のない人はそんなことには気づかない。こうして、研究者は、自分が見出した真実も犯した過ちも、かけがえのない自分という存在のさまざまな現れ方として親しみを込めて認識するわけだが、これは、母親が、非の打ちどころのない子供と重度の精神薄弱児の双方に、自分のおもかげを認めるのと同じことなのだ。

ネッケル病院のわれらが同僚たちは途方に暮れていた。この時期、彼女たちは常に安定したペースで受精卵を作りだし、分割させるに至っていなかったのだ。結局嫌疑がかかることになったのは、彼女たちが勤務しなければならない特殊条件であった。つまり、ネッケル病院には婦人外科がなかったので、別の病院で卵子を採取し、その後ネッケルの研究室に運んで体外受精しなければならなかった。病院から病院へ卵子を運ぶせいで、こうした失敗が生じた可能性があったのだ。この仮説を検証するために、一つの協力案が取り決められた。すなわち、セーヴルの病院の十人の患者から、そこのチームの通常の臨床医の手で摘出した卵子を、ネッケルではなくクラマールの研究室まで運び、もしそこで胚ができたらこれをセーヴルに持ち帰り、母体の子宮に返すというのである。この合意ができたとき、これまでの経過から見て当然のことながら、まさかその結果妊娠に成功しようとはだれ一人思ってもみなかった。ところが、最初の二回の試みから各々一つの胚移植に成功し、二番目の移植の後すぐに、フランス最初の体外受精妊娠が検知されたのである。

この妊娠の臨床兆候が議論の余地のないものとなったとき、セーヴルの病院は公式発表を行って事を公にし、病院所属の医師たちが果たした役割を強調したが、それによれば、彼らはこの快挙を、ネッケルおよびクラマールのチームの「協力を得て」、成し遂げたことになっていた。

われらが女ともだちは、この「医学的初興行」にほとんど参加できなかったので、自慢になるどころではなかった。わたしのほうは、わたし自身の働きが協力の一番最後に追いやられているのを認めてかなりがっかりした。ルネはといえば、完全に怒り心頭に達していた。彼がこれまで担ってきた働きは無視され、彼の役割はないも同然だった。かくして、わがチームがあれほど多くの孤独な努力、技術の開発、不眠の夜を積み重ねた果てに手にしたものが、これだったのである。われわれは、わざわざ熨斗《のし》をつけて、ライバルチームに成功をプレゼントしてしまったのだ！

セーヴルとクラマールとのあいだの電話のやり取りはますます穏やかならざるものになっていき、その後、公的扶助（AP）と国立衛生医学研究所（INSERM《インセルム》）が公式見解を発表して、この混迷を打開しようと試みた。しかし、主治医というものは常に患者のただひとりの「所有者」であり、われわれは取るに足りない端役にとどまる。明らかに、ここで重要になっていたのは、この女性が子供を得たということではなく、だれによって（だれの子供か？）彼女が子供を得るに至ったのかということだった。フランスのFIVÈTEの歴史におけるこの劇的なエピソードは、「白衣を着た科学者たち」の人道主義的なスターの座への情熱を物語っているが、この点では不妊症夫婦を担当する医者も病気との闘いに一身を捧げる医者も変わりがないようだ。ただ「高潔なる」マスコミだけが公正に自分の仕事を果たしていた。彼らはこの低次元のくだらぬ争いを無視して、自分の妊娠のいきさつなど知る由もないこの哀れな女性から、インタビューだの、独占報道権だの、スクープだのを盛んに引っぱり出そうとしていたのである。言葉の暴力だの、写真の影響力だのにはいっさいおかまいなしのある週刊誌は、とうとう未来の母親の写真を一枚手に入れた。この女性が自ら進んでカメラの前でポーズを取ったということではない。これはセーヴルの病院の廊下にいたところを遠くから撮られた盗み撮り写真だったが、これぞハゲタカどもが絶えず獲物の上空を旋回しながら発揮するあの鋭い嗅覚のたまものだった。この女性はこの大手週刊誌のまるまる一ページを占拠する権利をもつはめになったが、どうもこれは大きい写真のほうが小さい写真以上により多くの情報を含んでいるという理屈らしい。万が一の訴訟を避けるためにかぶせられた黒い目隠しにもかかわらず、彼女がだれかはそれと見分けられた。さすが情報伝達のエキスパートの仕事である。フランスがこの決定的な映像によってその科学文化を充実せしめていたまさにちょうどそのとき、M夫人はその胎児を追い払った。この中絶を必ずしもすべての人々が悲しんだわけではなかったが、十回の試験を予定していた二つのグループの協力はそれで終わったのである。

アマンディーヌ誕生

一九八一年五月十日はわが国の政治生活にとって重要な日付であったが［ミッテランが大統領選に勝ち、二八年ぶりの左派政権が誕生した日］、この日を祝う理由がもうひとつあるのをご存じないだろう。まさにこの日、未来のアマンディーヌのママが、不妊症女性としての最後の月経周期を赤い色でしめくくったのである。そのときからばら色の時期が始まった。いや、当時起こったありのままを語らねばなるまい。初めはむしろ無色透明だった。つまり、いくらいっしょにしても長続きしなかった他の配偶子と比べて、まったく変わりばえのしないこの配偶子たちが、特別な運命に結びつけられていようとは想像することさえできなかったのだ。とにかく、この生後二日目の（と言うより生前九カ月目の）子供は、試験管の底に腰を据えているのを見るかぎり、保温器を埋めつくしていた四細胞期の受精卵と何の変わりもなかった。少なくともわたしにはどんなちがいも見えなかったので、ありふれた胚として扱った。にもかかわらず、この日まで観察されたすべての胚とはちがって、この胚は一人の子供だったのであり、そうなるためには、あとは子宮がこれを温める時間さえあればよかったのである。こうしてわれわれの試験管の中に宿った三例目の妊娠が始まったのだが、われわれの勝利が確定したのはやっと三カ月が過ぎようとするところだった。というのも、多くの不安があったからである。われわれがホルモン値をうるさいほど何度調べてみても、一週間ごとに自然に見えてもどこか不安をもよおす変動が検出されてしまうのである。アニーが、喜びと健康に輝いてわれわれのもとを訪れたときには、彼女のふくらんだおなかを見れば、もうすでに何が起こったか一目瞭然だった。しかし、重要な検査が欠けていた。あの超自然的な体の歪みを引き起こすもとになる子供の染色体の組成を検証しなければならなかったのだ。FIVÈTE《フィヴェット》によって生まれた赤ちゃんはまだごくわずかしかいなかったので、この方法のせいで万が一何か異常が生じる危険があるのかまったく予断を許さなかったからである。遺伝性疾患の大部分は、最初の三カ月までに自然流産に至るのだが、いくつかの疾患の場合、そのまま障害児が生まれる可能性があるのでなおさら恐ろしい。われわれは苦心と希望のこの三年間の総決算がかくも忌まわしいものになるのではないかと想像した。クラマールのチームは不妊症の女性をダウン症の母に変えるのに成功したんだとさ！　そんなことになったら、医学および科学研究の高級官吏どもや、マスコミのジャッカルどもや、プロの道学者どもが、みんないっせいに、「それ見たことか」だの、「だから言わんこっちゃない」だの、「魔法使いの弟子を気取ろうとするから……」だのと大声で叫び出すだろう。そのときわれわれはアニーやベルナール、そして彼らの生み出したアマンドイド［アマンディーヌ＋オイド。「アマンディーヌのかたちをしたもの」の意］に対して、とてつもない罪悪感を感じることになるだろう。染色体の過ちはわれわれ自身の過ちの結果および証拠となって、われわれは何もかもやめざるをえないだろう。いつかはきっと起こりうることだが、たった一本染色体が多いか少ないかしただけで、見世物FIVÈTEの第一回大公演は黙示録《アポカリプス》と化してしまうのだ。

もしこの恐るべき仮定が現実のものとなった場合、われわれを窮地から救い出してくれるものは医学的中絶以外にはなかった。しかし、チームにとっては当然と思われるこの解決策も、当の夫婦から見ればそれほど当然とは言えなかっただろう。落ち着きが戻って来たのは五カ月目のことだった。核型は正常であり、さらにおまけとして子供の性別も判明し、それは孤独な試験屋の夢想どおりだった。アニーとベルナールはそれを知りたがらなかった。モノクロの感動にはもう飽き飽きしていたので、極彩色の正真正銘の驚きを自分たちのために取っておいたのである。その後、おそらく彼らの私生活がこんなふうに寄ってたかって侵されるのに疲れてしまったのだろう。彼らはプロの覗き屋たちにこの最終結果の独占報道権をゆだねてしまったのである。

センセーショナルなマスコミはD・デイを想定して、準備おさおさ怠りなく、私生活にまで首を突っ込んで、臆面もなくわれわれを追い回しては隠し撮りした。いちばん驚いたのは、われわれが俗受けする王妃だの人気俳優だのといっしょくたにされたことではない。こうした証拠物件が一度も使われなかったことである。あたかも、この商売においても御多分に洩れず、即席の報道が手をかけたプログラムの領分を奪ってしまったかのようだった。しかも、千篇一律に彼らが唱えるのは、この「情報」を強要する脅し文句である。曰く「フランスには知る権利がある。」その知る権利の「知る」とは、いったい、初めて試験管で宿ったわれらの同胞が三月ではなくて二月に生まれる予定だとか、この子が秘書デュポン夫人の子供ではなく主婦デュラン夫人の子供であるとか、そんなことを「知る」ことなのだろうか。

相も変わらないのは、他の者より少しでも多くのことを言おうとする結果、しまいには情報の歪曲に陥ってしまうあの強迫観念である。身元怪しげな連中が病院中に網を張っていた。遠い異国の戦争を取材に来たようなジャケットを着込んだカメラマンがいたかと思うと、一分の隙もないスーツに身を固め、謎めいた組織のために職員を買収しようとするキャリア・ウーマンが出没する。悲しむべきスクープ合戦の戦闘員たちは、壁をよじ登っては上階に現れ、そこから追い払ったと思いきや、すぐに今度はドアの後ろで発見されたのである。

ルネは敵をあざむくために、誕生予定日は三月だと発表したが、敵もさる者、何を信じるべきかちゃんと心得ていて、アニーの身元を除けば、何ひとつだまされなかった。襲撃者たちの目をくらますために、彼女は偽名で入院していたので、夜行性のパパラッチたちは、絶妙のタイミングで起こったある秘書の出産にいっぱい食わされたのだ。

フランス初の「試験管ベビー」の誕生は、知恵を絞ったシナリオが実証されるときだった。それはわれわれの巧妙な技法の有効性と襲撃者に勝る籠城者の戦略的優越性を同時に証明するものだった。人から聞いたところでは――というのも、秘密を保持する必要上、わたしはそのことを事前に知らされていなかった――この誕生の一部始終はミステリー映画のごとく進行した。ルネは傑出した想像力を駆使して、アニーが普通の女性と同じように出産できるようにしていた。誕生の数時間前に、「準備はできたかい」と尋ねると、彼はわたしに「もうじきだな」と答えたものの、当のアニーがわれわれから数メートルの病室にいることなどおくびにも出さなかったものだ。生物学者がこれにかかわったのはもう昔のことだった。今では臨床医だけがそれぞれの患者に関する作戦の指揮者なのである。しかも、嘘偽りのないところを申せば、わたしは秘密というものをあらゆる権力のきわめて重要な武器と見なすような、口の固い有能な男ではない。とはいうものの、朝の三時ごろ自宅の電話が鳴って、ルネがアマンディーヌの誕生を告げたとき、わたしの喜びはのけ者にされたという感情によっていくぶん薄められてしまったのである。

マスコミ

誕生の数時間後、わたしはアニーの病室の前で張番をしていた警官に身分証明書を提示した。正午ごろ、記者会見が開かれ、ただちにこの事件は、同じ一つの事件を伝えるに当たってのそれぞれの能力に応じた正確さで、それなりに伝達された。大部分のメディアにとって、その情報提供作業の中心はアマンディーヌの写真であったが、それにはこんなウソ八百のコメントが添えられていた。「ママのお部屋は花で一杯。」「この次ママがほしいのは男の子。」まずまず自分の仕事をこなしたメディアもいくつかあった。ヨーロッパ1ラジオでわれわれが相手にしたのは、本物のプロのチームで、彼らは鋭い質問を連続して浴びせること三十分に及んだが、その一秒たりともむだには使われなかった。アンテンヌ2チャンネルは、ベクレール病院から気のおけない現場中継を放送したが、そこではチームの全員が紹介された。つまり、さまざまな資格でこの誕生を可能にした約三十人全員である。『ル・モンド』は例外的にわれわれとの面会を求めなかった。しかし、よく調べの行き届いた大きな記事を載せて、非の打ちどころのない書き方で、この問題のさまざまな側面を説明した。これは、情報を最大限生かす手腕がありさえすれば、なお情報というものが存在する証明であった。わたしはこのときが来るのを予想して、いちいちジャーナリストの教師役を務めるのを避けるために、『ラ・ルシェルシュ』の最新号（一九八二年二月、第十三号）に長文の記事を書いて、この手法をあらゆる角度から説明しておいた。

一日に何度も同じ文句を繰り返すことにうんざりしたころになっても、われわれとマスコミとの関係は終わることなく、彼らは一カ月以上過ぎてもまだわれわれを追い回していた。われわれは当然見世物になることを期待していたのではあるが、かと言って、自分たちは何かそれよりましなものに値するとも思っていた。もうすでに百ぺんも答えたあの果てしのない質問よりもましな何か、ぶしつけかつ無教養にふるまう想像力を欠いた取材者たちよりましな何かに。こうした取材があまりにひどいので、わたしに意地悪な考えが浮かんだ。これからはジャーナリストの質をテストしてからでなければインタビューには応じない。ジャーナリストが熱烈に知りたがっていると主張するテーマについて二つ初歩的な質問をして当人の質を確かめよう、というアイディアである。わたしはこの客観的選択法を、情報見世物の共同制作者になってしまったすべての科学者におすすめしたい。この方法を導入するとすぐに、われわれはどうにか平和を確保できるようになったからである。もっとも知的な出会いは、アマチュアたちによって発行されている雑誌『人間の典型的な言葉《テイプーパロル・ドム》』との会見だった。試験管の形だの、培養液の色だのに関心を示す代わりに、「なぜこうすることをお選びになったのですか」ときかれるのは、何という安らぎだったろう。とうとうわれわれは俗悪から逃れて核心にたどり着いたのである。確かにこれはわたしから見れば核心であった。このなごやかな質問のやり取りは個人的なわたしの心に問いかけてきたからである。とはいえ、他の人々にとってもまた、これは確実に核心に触れる問いだっただろう。不妊症の人々にとって、研究に金を出す人々にとって、進歩の体制を組織する人々にとって、そしてこの進歩を消費する人々にとってもまた。

　こうして、われわれは三つのタイプのジャーナリストを相手にした。いちばんまれで貴重なジャーナリストたちは、こうした冒険がなぜ成し遂げられ、なぜこれからも続けられねばならないのか、その心理的動機を知りたがった。二番目のタイプは、これもあまりに数が少なすぎるのだが、具体的な実験を客観的に説明したがっていた。そして最後のタイプだが、この連中は常に真っ先に火事場に駆けつける輩で、その使命といっては（連中のだれ一人としてその責任など感じていないのだが）、あるテーマに自動的に割り当てられた紙面をとりあえず埋めておくことであり、そのだれもがそこに集まった他の連中より多くのことを知っていると世間に信じ込ませる必要があるのだ。この連中は手っ取り早く対話を、たとえそれがわれわれと縁のないものであっても、「遺伝子操作」だとか、「クローニング」だとかいった魔法の言葉、売文家の聖なるテーマのほうへ持っていく。これが「ヘロイン売買」だの、「相対的貧困化［賃金労働者階級が社会全体に比して、貧困化すること。マスコミが好んで使う語］」だのであったとしても、どうしていけないことがあろう。凡庸な記者というものは、ほとんど分かりもしない話題を避けるために、さらに何ひとつ分かりもしない別の話題のほうへと風呂敷を広げていく必要があるのだ。そうやってなおさら手を汚すことの見返りに、「目新しいもの」にしがみつくのである。これまでスターの役など演じたこともなく、この役割をこなす備えもない研究者が、どうしてそこに自分の居場所を見つけられるだろう。情報の消費者を自ら選別しないかぎり、要領を得ない侵犯者どもから逃れて、限られた受け手しか相手にしない賢明な取材者たちだけとつきあうことはできないのだ。ある取材者が今度は前のよりはまともだろうと期待を抱いてしまうせいで、その取材に応じざるをえなくなるたびに、そのほとんどが失望と欲求不満を引き起こすタネにしかならない。メッセージの改善どころか貧困化が、真実の忠実な中継どころかその変質が、なぜ起こってしまうのか理由を知りたいなら、次の事実をどうしても認めなければならない。つまり、取材者がそれで報酬を受けている仕事というものが、科学者が彼に情報を与えるために払っている善意の努力を最大限食い物にすることにほかならないのである。言葉や映像を引っさらってしまうとすぐに、最初ペコペコしていたこの猛禽どもは、ただちに姿を消すか人をバカにしたような態度をとる。どんなに約束していても、「原稿《パピエ》」はめったにわれわれの読み返しに回されず、数日つきっきりで撮影した資料映像も一つとしてわれわれのもとに戻ってきたためしはない。ある文化会館で行う発表の資料として使おうと、われわれの研究室で撮影したフィルムの借用を申し込むと、資料の所有者になっているテレビ局は有料貸出を申し出たものだ。

コミュニケーションの現代的な手段としてのテレビは、だれもが日頃から認めているとおり、フランス人の科学教育のための闘いの先頭に立っている。もっとも、この闘いをたいていの科学者たちは軽蔑してもいる。コメントを求めに来る連中がしごく重要だと主張するテーマひとつにつき、九十秒のコメント（必然的にいつも同じ秒数）しか許してもらえないからである。重要なのはテーマそのものではなく、そのテレビ局が他の局の番組に先んじてそのテーマをとり上げることなのだ。どうやって九十秒で必要なことを言いつくすことができるだろう。その一方で、シュー・エレンは何百時間しゃべってもまだ相も変わらずしゃべり続けているというのに。それはともかく、何といってもテレビは、ジャーナリスト自身が見世物のスターに成り替わるという科学見世物の堕落を引き起こしたために、面目を一新した。宇宙とその星たちを解説しようと思えば、二人のデュポン氏がスーツを脱ぎ捨てると、未来風の扮装に身を固め、ややこしい計器盤が折り重なる中を動き回る。こういった手の込んだ演出は、俳優と化したジャーナリストと大多数の視聴者とのあいだに距離をつくってしまう。二人の相棒が当意即妙の受け答えを交わしあっているあいだ、どこかの本物のデュポン氏は、肘かけ椅子に納まって、プレイボーイで分裂病質のアインシュタインが生き返ってしゃべるのを目の当たりにするというわけだ。別の機会には、同じ画面にいつものひげ面をした本物の宇宙物理学者が登場し、率直かつ詩的に星たちの一生を語っているのを目撃したが、それはまるで聖人の一生を語っているようだった。そこにこもっていた真実と情熱のおかげで、この番組は情報が真に伝わるときの有効かつ貴重な時間を提供していた。科学番組の人気投票をすれば、ボグダノフ兄弟だの、ユベール・リーヴだののうち、だれがいちばん人気があるのか知らないが、説明を断定的な結果だけを述べる機械に任せてしまったりするのは不健全なことだとわたしは思っている。源流を目撃したければ、まずその川の曲折を理解するに如くはないのである。もちろんFIVÈTEは、ジャーナリズムに取り込まれるのを避けえずに、こっけいな番組の餌食にされてしまった。この番組を押しつけてきたのは、フランス中が適切にも科学のギー・リュクス〔アニメーションなどで人気を博したテレビ制作者〕と呼んだはったり屋の若僧だった。ローラン・ブローミードは、本人が教育的だと信じるやり方の前ではてこでも後へ引かない連中の一人で、金のためならばかでかい子宮の模型を自分でよじ登ることも辞さない。顕微鏡で観察する研究者を出す必要があれば、スタッフのだれかに「演じ」させる。ある実験を説明する必要があれば、赤ん坊の扮装をしたディレクター自身の顔が画面の半分を占領する。これぞ、消化吸収をよくしたあまり味も素っ気もなくなってしまった科学のワンマンショーというものだ。テレビを見るデュポン氏にとっては、たとえ皿がほとんど空っぽであっても、少々おかしなものが混じっていたとしても、給仕されたものを全部理解したと思えること以上に心安らぐことがあるだろうか。このデュポン氏に向かって、この科学オペラには、そこで説明されたことになっている研究に使われた予算全部よりもっと金がかかっているのだなどと、だれが教えてやるだろう。

勲章

成功が舞い込んで来ると、好意的なメッセージを大量に受け取ることになるものだ。まず、人に後れをとらないように気をつけている人々の型どおりの挨拶状。目を通すとすぐにこの手の紙は、しかるべきかごに向かうことになる。次に、仕事を探している古い友だちからの電話がかかってくるが、こうした大騒ぎを見て人が思うよりはるかにウチの予算は少ないんだ、と答えるのは気づまりなものだ。その後にようやく本当のお祝いの便りがある。その他の友だちや以前袖擦り合っただけの人々から来た心からの祝福である。たとえば、あの国立農業研究所（ＩＮＲＡ）の研究主任はこう書いてきた。「この見事な雪辱おめでとう。」ああ、六年前に着任したこの新世界に、だれかこのメッセージの意味が分かるやつがいてくれたら！　ありがとう、ＩＮＲＡの主任、これはわたしにとって最高のほめ言葉でした。

さて、政府も後れはとらなかった。保健大臣、研究大臣からは祝電が来た。そのときみんなで言い合ったものだ。とうとうこれで、四年前から自由契約の研究員だったブリュノにポストを作ってやれるし、たぶんもっと増員できるかもしれない。すると、やっと人並みに月に二回以上は週末の休みが取れるぞ……

われわれは国立衛生医学研究所（ＩＮＳＥＲＭ）と公的扶助にはるか昔から増員申請書を出してきたが、今度こそ見込みがあった。本当に肝心なものが手に入るだろう。

ところが、真っ先にわれわれに提示されたのは思いもしなかったものだった。珍妙無類かつ懐古趣味というより時代錯誤の代物で、経済危機に見合った安物である。政府はわれわれに勲章を申し出たのだ。パピエルニクはうれしそうにこの吉報を告げた。彼にはレジヨン・ドヌール勲章、ルネとわたしは国家功労賞である。こういう決定を下したのはＪ－Ｐ・シュヴェーヌマン〔当時の社会党の研究大臣〕だが、きっとだれかこんな奇妙な記念品を彼に請求したやつがいたにちがいない。わたしのほうでは、わが社会党政権は、労働者を食い物にしている搾取者や人種差別主義者と闘ったり、生活の質を向上させるのに大忙しだとばかり思っていたのだが、とりあえずここに十九世紀風の趣を発見した。この通知書は大ナポレオンの栄光をしのばせる豪華な折り畳み式でしたためられていたのである。ほどなくして、われわれのもとに何通か礼式集が送られてきたが、われわれはそれにのっとって叙勲の栄誉を拝さねばならないのだ。つまり、サッカー選手や、キャバレーの踊り子や、殉職警官と同じようにである。せめて功労ある研究者用の勲章がひとつあったらよかったのに！

あのとき、ある研究大臣の側近との思いもよらない好意的な出会いがあったのを思い出す。電話で、わたしの主義としてはこんな勲章はいらない旨を説明した後で、しかしわれわれのチームには具体的な要求がある、と付け加えた。わたしの相手は大喜びで言った。「研究省ではみんなこの決定を笑っていたんですよ。よく電話してくれました。ちょうどあした大臣と昼食をとりますので、このことを話してみますよ。」数日後、この同じ人物が、「テスタールさん、あなたのお求めについて大臣と話してみました。大臣は喜んでお困りの件を検討してみるそうでして……、つきましては勲章の授与式の日に……」

わたしは罠にはめられることには耐えられたためしがない。そんなことがあるたびごとに、わたしの体は腎臓に結石ができたり、十二指腸に穴があいたりといった反応を示すのだが、今度という今度はわたしの胃がほとんど丸ごと外科医のごみ箱に落っこちたようだった。わたしの眠りを妨げるのはもうFIVÈTE《フィヴェット》ではない。それは成功した見世物が予期せぬ形をとったものだった。提示された取引（勲章と引き換えの研究資金）を受け入れることは、生まれて初めて妥協すること、遅ればせに自分自身の規格化を始めることに等しかった。もしわたしが今初めて国家体制と妥協してしまったら、その妥協はまた次の妥協を呼ぶだろう。そんなことになったら、いったい何のためにわたしはあれほど長い間自分の自尊心に身を捧げてきたのだろうか。そうなれば、わたしがこれまで「自分自身」の歴史として生きてきたものは、単なる子供じみた青年期、最後には大人になって終わるべき発展の笑うべき一段階になってしまうだろう。

肉体がわたしを見放す前に、すばやく反応して、腹をくくらねばならなかった。それでも解決策が見つかるのに数カ月かかった。事実としてアマンディーヌの誕生の報いがわたしにのしかかっていたにもかかわらず、この誕生という木に気をとられて、その背後の森が見えなくなっていた。アマンディーヌの背後いやそばには、それとは別の成功が隠されていたのである。つまり、そこにはマスコミが触れることのない科学的成果が隠されていたのだが、それはたいして独創的でもない事件が引き起こした見世物的表現を全部引っくるめたものよりずっと研究者の名誉になるものだった。アマンディーヌを生み出すために、わたしは国から出るものはどんな小さなものも要求しなかった。それはサラリーマンの既得権益を無視して進められた挑戦の個人史であった。にもかかわらず、この計画を進めていくうちに、排卵の生理学に関して新しい知識をいくつか手に入れることができたのである。この新しい発見のために、わたしは正しい評価を要求した。もちろんそれは勲章ではない。もっと具体的なもの、国立衛生医学研究所（INSERM）の主任研究員の地位である。わたしはとうとう自分にのしかかっていたジレンマに妥当な解答を見つけた。もしわたしの同僚の科学者たちがわたしの仕事の隠れた面に意義を認めてくれるなら、そのときだけは政治家たちが差し出したこの勲章を受け取ろうと決心したのである。

この勲章を受け取るにあたって、わたしに胃の痛む抵抗感が生じたとしたら、それはただ単に政府の気まぐれに負けるのがイヤだったからではない。わたしにはまた、法外な注視の的になってしまったという職業的な羞恥心があったのだ。ときどきわたしは、それぞれの研究分野で目覚ましい快挙を成し遂げている同僚たちと出会うことがあった。彼らは、ハエだの、魚だの、ウシだのを相手にして、いずれは人類の日常生活に重大な影響を及ぼすであろう研究を行っているにもかかわらず、その研究がまだなおメディアを喜ばせるに足る魅力的な価値を欠いていたために、人目を引いていなかったのだ。いやはや、科学的成果の連鎖の最先端にいるということは何と恵まれたことだろう！

こうしてすべては整然と運んだ。ブリュノには技師の地位が、わたしには主任研究員の任命が、公的扶助からは二人の女性技師のポストが、そして一個七八〇フラン也の結構な勲章がそれぞれに。引き続いて、医学アカデミーはわたしの「人間の排卵についての時間生物学的研究」に対して賞を授与したが、この評価にわたしは深い満足を覚えた。

ルネは一九七九年から助教授に任命されていた。アマンディーヌの誕生は彼に法外な名声をもたらしたが、幸せなことにそのおかげで、公私を問わず彼の診療には患者の列が引きも切らなかった。

患者の再創造

アマンディーヌが生まれて数カ月後、マスコミが少し静かになると、FIVÈTE《フィヴェット》もいくらか落ち着きを取り戻した。広く世に知られたチームがその優位を確固としたものとするために、どうにか日常的な仕事ができるようになったということである。とはいえ、この事件の衝撃は不妊症夫婦たちの周りでは相当なものだった。秘書がひとり一日中電話の応対にかかりきりで面会日の予約をとっていたが、その予約は数カ月先の話だった。待機リストが始まったのだ。

こうした希望者の多くは、即座にあるいは最初の医学診療のとき、拒絶されたが、このような拒否は今でもよくある。FIVÈTEは卵巣および子宮の機能が維持されていなければ適用できないからである(本書一四九ページ、「医学的適応」参照)。いちばん驚かされたのは、卵巣もしくは子宮のない女性が、かかりつけの婦人科医の紹介で、体外受精のためにベクレール病院に送られてきたことだ。あんなにFIVÈTEの周りでありとあらゆる騒ぎが起こったにもかかわらず、こうした医師たちは、わたしがウシの胚移植に成功したときに家畜生産業者たちのあいだで見たのと同じ空想的な考えに動かされていたのである。まるで、われわれの活動に貼り付けられた「新物《ヌーヴォー》」というラベルのおかげで、それまで絶望的だったことが何から何まで突然可能になったと信じる許可が下りたようだった！

それ以前のより古典的な技術に熟練した臨床医が、新しい技術に助けを求めようとすると、そこにも何かしら混乱が起こることがありうる。次に挙げるのは、わたしが人から聞いたその味わい深い実例である。この臨床医は、あるＦＩＶÈＴＥチームから、胚移植に際して、患者の通常の婦人科的姿勢をひざ・胸支持姿勢（患者はうずくまってひざとひじで体を支える）に代えるよう勧められた。彼は経験豊かな婦人科医であったが、何せ初めて職業的にこのような角度から女陰と対面することになったものだから、膣鏡を入れるとき意味深長な「過ち」を犯した。つまり、上方の孔に挿入することに慣れていた彼は、女性器ではなく肛門にこの器具を入れてしまったのである。この混乱はただちに修正されたが、古い行為と新しい行為を調和させ、習慣と新技術とを結び付けることのむずかしさをよく示している。

「受け入れ可能な」ケースだけを見ても、希望者の数があまりに多いのにわれわれは驚いた。ＦＩＶÈＴＥの適用が正当化される不妊症の発生率を推計するための研究は、今までまったく行われてこなかったが、もし身体的な定義に限って（卵管に原因のある不妊症）個々のケースを調査したなら、それではどう見てもわれわれが扱うべき「お得意様」の数のまったくいいかげんな見積もりにしかならなかっただろう。ここに集まった夫婦たちの多くは、すでに養子のようなまったく医学的でない解決法に助けを求めたことがあったり、あるいはもっと簡単に言えば、家族を作ることをいったんあきらめたことのある人々だと思わざるをえなかったからである。多くの夫婦たちは、古い夢を欲求不満を押し込んでおく屋根裏部屋にしまいこみ、「正常な」人々とほとんど同じくらい満足して暮らしていた。ただ、ときおり通りや雑誌のぺージで子供とすれちがうと、つらい思いが帰って来て、この周期的な待機期間は終わりを告げるのである。何年間も彼らは無数の「先生」のもとを訪れては、しろと言われたことは何でもやり、向こうもしなければならないと思ったことは何でもしてくれた。利用できそうな処置は、ホルモン、X線撮影から手術に至るまで、何でもやってみた。そして最後はいつも体温曲線の下降と、ある朝の赤い血で終わったのである。ある日彼らはやめようと言う。なぜなら、まだ試していないものは何ひとつなくなり、ついには、こうして執拗に子供がほしいと思い続けるせいで、子供を持たないことを選んだ夫婦よりもいっそう正常な夫婦からかけ離れることになってしまったからである。このむずかしい決断をしてから、彼らは、良かれあしかれこの奇妙な体の障害のことは忘れて、彼ら自身のために生きていた。FIVÈTEのブームが起こるまでは。ルイーズ・ブラウンに続いて、彼らは新聞の第一面でアマンディーヌと出会ってしまったのだ。そして、またぶり返し。「こいつは新式だ。まだ試してみたことがないじゃないか。三五や四〇では、これが最後のチャンスだ。もう今しかチャンスはないぞ。」彼らは電話をかけ、ほこりをかぶった医療記録を引っ張り出し、失敗したときに備えているかのような従順かつ用心深い患者に再び戻っていくのである。

ベテランの患者にはどこかしら古参兵と通じ合うものがある。両者とも新たな戦争が起こると、すぐそこに行きたくなってしまうのだ。そこでもまた大部分は敗者となるだろう。健康見世物のもう一つの顔は患者の再創造なのである。

モグラとFIVÈTE

今日われわれは「成功」を収めた。

すでに二〇〇人以上の子供がわたしの試験管の中で宿ってから生まれたが、そのうち一〇人は冷凍受精卵から育ったものだ。五人から一〇人の新しい赤ちゃんがこれから毎月生まれる予定である。この方法を提供するグループは、信頼のおけるもの、少し危なっかしいもの取り混ぜて、フランスでも外国でもますます数が増えている。一九八三年には、イタリア初のFIVÈTE《フィヴェット》による赤ちゃんが、あるイタリア人の婦人科医のところで誕生した。彼が用いた販売促進方法は、医学的な権威がどのくらい威力を発揮するかを示す好例である。この医者は、数週間の予定でイギリスのFIVÈTEチームの生物学者を一人招いて、この機会に集められた多くの不妊症夫婦たちの手術をしてくれるよう頼んだのだ。その後、この生物学者は自分の研究所に帰ったが、子供は生まれ、FIVÈTE希望者のリストは見事に埋まり、病院は彼らにとってこれ以上はない成績で営業している。彼らに足りないものは優秀な研究所くらいのものだが、いったいだれがそんなものを気にかけるだろう。

FIVÈTEはもう見世物にはならない。科学というものは二度とリバイバルされないくだらない映画と同じように、ロードショーでしか公演しないものなのだ。だからと言って、その出演俳優たちが失業中というわけではない。われわれはこの方法の有効性を高めようと努力している。不運な患者たちがまた戻って来ているし、失意のどん底にいる者たちも、何か決定的な進歩の到来が告げられれば、すぐに自分の役を取り戻すだろう。ジャーナリストたちは、新たに起こるかもしれない「衝撃」を期待して、虎視眈々である。政府は検討のための機関をいくつか創設した。なお十分とは言えないが、アマンディーヌ以後与えられた資金のおかげで、われわれはあの英雄的な日々の気ちがいじみた仕事のリズムと縁を切ることができた。FIVÈTEを構成する処置のそれぞれは入念に体系化され、それぞれの症例の説明および結果は一つのコンピュータファイルにまとめられている。研究所への患者の立ち入りは、厳密にわれわれの集中的な活動を損なわないものに限られた。もう夜ここにやって来て、同一の試験管の中ですでに観察された何百もの胚と何の変わりもないこうした胚について夢見る者はだれもいない。子宮に受精卵を戻すことも魔法の儀式であることをやめて単なる技術的な行為となり、ママたちが退院するとき、自分の子供を九カ月前にそれを宿らせた者たちに見せに来ることもないのである。

しばしば尋ねられては、一度も答えられたためしのない一つの問いが記憶によみがえる。なぜこうしたもろもろの研究をするのか、なぜこの職業的な活動にそうして全身全霊を打ち込むのか、という人々の問いである。

単にある日やってみようと決心したにすぎないことを盲目的に続けるこのやり方には、確かにどこかしら狂信に似たものがある。予期しなかった隷従状態にもかかわらず、すなわち、生活する、ごく普通に生活する力が徐々に侵食されていくような状態にもかかわらず、いやむしろそれゆえに研究を続けてしまうこと。すべての警戒心が計画に奉仕することに向けられると、もはやその計画自体については問いを発する余地はなく、知的活動になくてはならない穏やかな後退の可能性も残されない。アルバート・アインシュタインの警句に従えば、こうして研究者は「偏執狂のモグラ」になるのである。

モグラと普通の研究者のちがいは、前者の場合、研究テーマに閉じこもったまま、それが強迫観念にまでなってしまうところにある。わたしは、人がモグラに生まれつくとか、取り返しのつかないほどモグラになってしまうとは思っていない。ただ地下道の建設と心理的な条件づけのあいだには、何か直接的な因果関係があるのではないかと思うのだ。心ならずも追放されたパタカルト屋は、だからこそ試験屋‐発明屋となってもっと偉大なことをしなければならなかったのだが、彼がモグラになるとしたら、この偉大かつ絶好の機会をおいてはなかったのだ。

わたしは、見なかった映画を、読まなかった小説を、味わうことのなかった恋の冒険を悔やんではいない。こっちの話も別の多くの話も似たり寄ったりだろう。しかし、自分のモグラ塚から出て、わが家の中で目を開けたとき、貧者でさえ手に入れているぜいたくもわれわれの目には入っていなかったことが見えてきた。たとえば、田園で過ごす週末、親友たちとの気のおけないバカ話、あるいは温かく心のこもった夜の集まりである。そんなとき、われわれの存在は完全なものとなる。なぜなら、今日という日は他にかけがえのない日なのだから。

今、このモグラは地下道を穿って自ら築いた小丘にすわって、その近視の目でＦＩＶÈＴＥ鳥が飛ぶのを眺めている。その小丘は異様な形をしている。それは、勝ち取ったのか失ったのかだれにも断言できない昼と夜から、さらにそれは、凶暴な失望や激しい喜びや、攻撃心や復讐心や、深い友情や動物的な競争心といったさまざまな感情からも作られているからである。その小丘の上には戦利品が置かれている。ごちゃごちゃと、科学的成果だの、勲章だの、職業的な評価だの、名声だのが入り乱れ、そしてもちろんわれわれを「父」と呼ぶ子供たちもそこにいる。地下道を掘るのにかかりっきりで、どこに向かっているのかは忘れなかったにしても、モグラにはなぜこんなことをしているのかという問いを自らに発するひまがなかった。他の人々が生きている物音くらいはよく聞こえていたものの、このつらい地下生活からモグラは再び地上に現れて、自尊心が傷つきやすくなっている。成功の瞬間に何を要求することができるのか、現実にはさっぱり分かっていなかった彼は、初めのうち突然起こった大騒ぎにびっくりしていたものの、たちまち当然の報酬として選り取り見取りの褒美のうちからより抜きの地位を要求する。にもかかわらず、もちろんどんなものも彼を満足させない。

自分の作った小丘にすわって、モグラはＦＩＶÈＴＥが飛ぶのを眺め、この鳥の美しい飛翔について考える。あいつは科学的方法から生まれたんだろうか、それとも経験的探求から生まれたんだろうか。

現在のＦＩＶÈＴＥによる赤ちゃんの作り方を構成している本質的な手続きを思いついたとき、決して論理的思考が欠けていたわけではない。しかし、そこにあったのは、傷ひとつないまっさらなアイディアだけだったわけでもない。そのとき試験管の周りには、いつ何時《なんどき》でも現れる魔法が漂っていたからである。きっとこの魔法がわれわれに必要な力を吹き込んでくれたおかげで、知の真っ黒な落とし穴の上をときどき飛び越え、論理が錨を下ろすことのできる確固とした新たな地盤までたどり着くことができたのにちがいない。そして、この論理はしばしば他のグループが発展させた論理とちがっていた。よく知られているように、有効な方法は一つだけではないのである。

科学的方法は、懐疑を、幸運を、想像を、計算に入れておかねばならない。研究者もまたそれぞれの妄想に基づいて夢見る権利を持っており、その夢のいくつかが理性の厳密な論理とぶつかり合うとき、よそでは生まれることのない、ある可能性を秘めた真実の香りを放つのである。それゆえ、しばしば研究者は、すでに獲得済みの区分けされた知識から非の打ちどころなく導き出された明白な事実に強い抵抗を示すことがある。なぜなら、彼が自身の存在を存分に主張し、自分のなわばりに自分自身の内的な痕跡を刻みつける機会が得られるのも、夢の不完全な真実があって初めて可能なことなのだから。

しょっちゅうわたしは、他人の内部に、人生の一日一日を明晰に活用する賢明な能力を発見することがあり、こうした生命力あふれる厳密さを見るにつけ、わが身を振り返ることになる。わたし自身、これ以上大事なことは何もないということを、どうしても認めざるをえないからである。友だちになったある女性患者がある日わたしに言った。「でもどうしてあなたはいつもそんなにマジメなんでしょう！　楽しむってことを知らないの。」そこでわたしは反射的に答えてしまった。「もしわたしがいつもこんなにマジメでなかったら、あなたは決して妊娠しませんでしたよ。」

第三章　研究者、医学、小さな患者

難局を乗り切ろうとする患者の力やその患者の世話をしようとする地域社会の力を結集し、その勢いを強めるどころか、現代医学の魔術は患者を無力なおめでたい見物人に変えてしまう。

イヴァン・イリイチ『医学のネメシス』

一九八六年一月、政治家のベルナール・ポンスはこう発言した。「医者として所見を述べさせていただくなら、フランソワ・ミッテランはそのニューロンおよび脊髄においてフィレンツェ人なのであります。」フィレンツェ人のニューロンとオーヴェルニュ人〔フランス中央山地地方の人々〕やグアテマラ人のニューロンとをどうやって見分けるのだろう。どんなに細かいところまで解剖してみても、ニューロンや脊髄の形態学的、生化学的特徴を区別することはできないのだから、この発言の真意は明らかである。つまり、一般の有権者や政治の患者たちにその証拠を示すことができないものは、何でもかまわず断言するほうが勝ちだということである。もしこれを説明しようとすれば、べらぼうに時間がかかり、とてつもなく複雑なものになるだろう。少なく見積もっても七年〔フランス大統領の任期〕はかかる！　その人間が医者として所見を述べているのだから、聞く者はもうそれで十分信じるに足りるというわけだ。しかも、大部分の人々は、パン屋や、社会学者や、歴史家の言うことよりずっと医者の言うことを信じるだろう。この医者としての有無を言わせぬ発言は、また言外に、フィレンツェ人であると同時に共和国大統領であること、少なくともフランス共和国の大統領であることはよろしくないという意見をも含んでいる。少し立ち止まって考えてみるなら、この所見は二重に排外主義的で、二重にばかげているのである。

ともかく、ほんの一瞬だけでも「医者として」で始まる発言について考えてみるといい。医者の権力はまた、この疑われる余地がないという確信の中にも潜んでいるのである。

リューマチに苦しみながら、接骨師たちを信用しない善良なる人々よ、そもそも医者とはいったい何者なのか。医者とは、適切な薬を処方して、あなたたちの苦しみを軽くしてくれる偉い先生である。では、だれがかかってもおかしくないが、自分がかかる正当ないわれなどあるはずもない数ある病気のうちでも、とりわけ重い病気に内側から体をむしばまれているあなたたちにとって、医者とは何なのか。医者とは、自らの命を預けて、死からそれを守ってくれる創造主《デミウルゴス》である。自らの死すべき体がなお無傷にとどまっている者たちにとってさえ、医者とは、生命の危機に対抗するための豊かで多様な知恵をもつ者である。その集団のだれもが当然受け容れるべき健康規格を享受する権利に加えて、医学は進歩すべきだという万人共通のイデオロギーによって正当化された健康規格の向上を要求する権利をも、一身に体現しているのが医者というものなのである。

これは、言ってみれば、聖職者以上に医者には、医学に対して万人が認めるさまざまな権力が付与されているということであり、それは少し、機械工が熱力学の法則から、会計士が貨幣理論から力を与えられているのと同じことである。しかも、医者はそれ以上のものだ。「医術」の技術者はまた、あの他人の打ち明け話の聞き役でもあって、あなたたちの寝室の秘め事をもったいぶって聴いたり、義母や上司とあなたたちの関係を分析して見せたりする。しかし、この分野では、本来医者にはどんな専門能力も認められてはいないのだ。そのうえ、医者は精神分析医と同じくらい目立たず、しかしそれ以上に手早く仕事をこなしながら、制度によってその地位を守られ、社会保障のおかげで払い戻しを受け取っているのである。

たとえ医者が存在しなかったとしても、まちがいなく医学自らがそれを発明しただろう。しかし、医学は、単に体系化され、階級化された構造である以上に、われわれの制度のなかで唯一いつの時代にも大成功を収めているものなのだが、正確にはこれはいったい何なのだろう。医学とは、研究者たちが生み出す常に流動的な知と、医者たちが確保しているこうした知を実践するための網目とが結びついたものなのである。

すでにルナンは言っていた。「科学はそれを利用する者を富ましめるが、その真の発明者を富ましめない。」一九八四年、ある信頼のおける新聞が、マルセイユで完成された新しい人工心臓、一名「カマンベール心臓」について短い記事を載せた。その小さなサイズ、実にフランス的な形だけでなく、その発想についてもこの代替器官は目覚ましいものだった。このマルセイユの心臓専門医は、通常のものよりはるかに優れた効率の新式のモーターを発明したのである。わたしはこの発明のことも、その当事者のことも何も知らないが、想像するに、この偉大な心臓病専門医の背後には、物理学者たちのチームが心ならずも隠れているのではないかと思っている。医学は変わってしまった。一介の臨床医が、二人の瀕死の病人のあいだを行ったり来たりしながら、自宅の露台で寄生キノコを栽培したり、台所で脳を切り分けたりしていた時代は終わった。超音波断層法だの、レーザーだの、組織型だの、核型だの、病因だの、体外受精だの、神経伝達物質だの、精子学だの、ホルモン医薬合成だの、モノクローナル抗体だの、受精卵の凍結保存*だの等々は、専門的な研究所でプロの研究者たちが行っている仕事のテーマである。こうした研究者のうちのある者、いや多くの者は探求心旺盛な医者である。つまり、これは、彼らが大学の医科系コースにいるあいだに、まだすこぶる皮相なものではあっても、特殊な訓練を要求する仕事を、医学とはまた別に学んだということを意味する。研究所というところは、厳密さや科学的方法論の学校、研究対象や研究に必要な器具とのつきあいを覚える学校である。しばしば退屈きわまりなく、ときにむやみにおもしろく、めったに見返りのないこうした隠れた修行なくして、研究者にはなれないのだ。研究省の医学部門の規定によれば、医学教授には研究者の資格があることになっているが、実際の医学教授の何割かはまったく医学以外の技術をもっていない。メディアはと言えば、一義的な英雄たちをほめたりけなしたりすることにいつも大忙しで、この医者と研究者の混同を世に広めているだけだ。一般の人々はどうかと言えば、自ら進んでだまされたがるばかりで、医療行為に金を払うからには、こういうものだと当たりをつけた公共サービスの義務は完全に果たされたと信じることを好む。そして、当節天下にはびこる高級官僚どもときたら、金になるものなら何から何まで見境なく胃袋に詰め込み、恬として恥じるところがないのである。

では、だれもが、いやほとんどだれもがそれで得をしているなら、いったい問題などどこにあるのかとおっしゃるのももっともだ。ピエール・テュイリエは、実におもしろい本を書いたが、その書名だけは批判の余地がある。題して『生物学者たちは権力を握るのか』。よく頭に入れていただきたいのは、生物学者たちは今後も決して本当の権力など持たないということである。そしてこれは結構なことだ。しかし、生物学に何か大きな意味をもつ進歩が生じ、それが医学の手に握られたなら、すべて何らかの権力と化すのは明らかである。これは憂慮すべきことだ。先に述べたように、医学は変わった。ただし、その中身だけでなく、その表現もまた変わったのである。おそらく、かつて知識のあらゆる分野を同時に把握することができたというあの神話的な「科学者」などというものは、存在したためしはないのだろう。肺結核患者を治療し、神話に親しみ、飛行機械の図面を描き、詩まで書いたというあの万能人である。しかし、少なくとも、発見者、人文学者、芸術家といった多くの分野で才能を示した医者として、ジャン・ベルナール［一九〇七—］とか、ジャン・アンビュルジェ［一九〇九—一九九二］といったいくつかの例がわれわれの時代にも生き残っている。こうした種族は、数学に長け、コンピュータ処理される試験の問いに一語で答えることならこのうえなく素早い連中に追いやられて、絶滅しつつある。医学は人間性を離れる代わりに、技術的な有効性を高めているのである。この変化は社会全体の変化に見合ったものだが、それに伴い、進歩への闘いに突き進む社会機構のなかで職業の細分化が進んでいるのだ。

しかし、それならば、どうして医者の道徳的特権がこのまま変わることなく続いていいわけがあろう。どうして技術者の白衣を着た聖職者などというものを想像したり、ヒポクラテスの誓いを、医者とは異なる職域に首を突っ込むこととごっちゃにすることができるだろう。医学とボーイスカウト運動に何か共通するものを探したり、誓いを暗唱しているうちにただの学生があなたの体に力を及ぼす人間に変わってしまうなどという時代錯誤を犯してしまうのも、この有名な誓いを読んでいるからにちがいない。宣誓する公務員が真実だけを述べることを誓うように、ヒポクラテス先生との誓いによって医者になった者は、ただちにありとあらゆる肉体の不幸に立ち向かえると思い込む。ところが、同じ一人の患者が複数の臨床医に見てもらうと、多くの矛盾した答えが返ってくる。医療の実践にあたって、どこに科学的真実があるのだろうか。たとえその治療が症状を悪化させる危険があっても、医者が常に何か解決策を示す義務があると信じているとしたら、もっと自分の信用を高めるためか、でなければ不信を取り除くためである。悪い配管工以上に多くの悪い医者がいるわけではない。しかし、同じくらいの数はいる。そうは言っても、あなたが医者とかかわりをもてば、配管工とかかわるより無防備な状態におかれる。あなたには、医者と対等な会話を交わしたり、専門家の有能さを見積もるための知識がほとんどまったく欠けているからである。水漏れが直らないならあなた自身が配管工を変えればよいが、病気が治らないなら治療法を変えるのは「先生」のほうだ。人体の故障のほうが家庭内設備の故障よりいっそう恐ろしいのは、またこの理由のせいでもあるのである。

たいていの場合、医者は丹念に治療してくれるが、これは運のいい場合である。しかし、明らかなミスのせいで医者が治療に失敗したなら、その明白なことを証明して見せなければならないのは、あなたのほうだ。そのとき、同僚の証言をあまり当てにしてはいけない。いっしょにヒポクラテスを「高らかに暗唱した仲」ゆえに、互いの名誉を重んじるべしという作法が、医者たちのあいだには行き渡っている。プルーストの指摘によれば、医者の職業倫理のうちには、「同僚の批判を慎むこと」も入っているのである。だからと言って、すべての医者の境遇が向上しつつあるとは考えないでいただきたい。一般医〔庶民にとってのかかりつけの医者で、特定の専門をもたず、一般的な診断をして専門医に紹介する〕という者がいて、彼らは庶民にとって医学の教師とでも言うべき人たちだが、彼らが医療費の受領証を書く相手は失業者たちばかりであり、また専門医の多くにとっても、医学の進歩は彼らの地位の向上というより、永遠に終わることのないその地位の見直しを意味しているのである。

今日医学の権力は、研究所の入口で目を光らせているわずかな人々の手に集中している。名もなき医学の兵士たちの群れは、間接的にしか新発明を利用することができない。しかも、それができるのは、戦略の中心からほど遠からぬところにいる将軍がありとあらゆる勲章をせしめ、早くも新たな勝利をうかがえるようになってからにすぎない。この将軍はしばらくのあいだ新兵器のほぼ独占的な使用権を握っている。

彼は、無知の大洋に賢者の石を投げるにあたっては、自分の姿がよく見えるように気を配る。メディアの水に生じた波紋は政府のお偉方や健康な人々にまで広がっていく。もちろん、その波が患者になりそうな人々まで達すると、たちまち彼のいる司令部には、まるで教祖の家のように、人々が殺到する。台所では、研究者たちが彼らの発明に磨きをかけ、早くも次の発見にとりかかっている。大広間では、司祭が志願者をえり分けており、あまりにその数が多いので、いちばん金払いがよさそうなのを選別している。

先端医療が生まれる公共の場が、物質的に分かりやすいという理由で、疑問の余地なく金払いのいい人々にしか開かれないということが起こりうる。自分の哀れな病気の体を運んでくる以外に感謝を表すことができずに、ただこの様子に見とれているしかない者たちはみな、荷物をまとめて、その苦しみをもっと最新の、あるいはもっと小物の魔法使いに訴えに行かねばならないのだ。

研究者は、こうしたことの解決策を見つけるために、雇われたわけではない。彼らには公的な権力などないのだ。貧しい者たちも、研究者の経歴を知ったうえで、患者になったわけではない。患者たちが研究者から提示される治療法を判断するのは、彼らが治療を依頼する決心をした後にすぎないのである。

医学の権力が生じるさまざまな論拠は、治療を行える医療機関の数が少なくなればなるほど、いっせいに具体的な形をとるようになる。たとえば、ある医療機関に特別な知識があると目されればそこからカリスマ性が生まれ、戦略的に重要な位置を占めているなら選ばれる可能性が高くなり、競争者がいなければ金もうけ主義がはびこる、といった具合なのだ。

あらゆる同時代人の犠牲と幻想を糧にして育ち、われわれが進歩と名づけるものに対する公共投資は、こうした仕掛けで回収される。これに真っ向から対抗するには、何らかの対抗勢力を、利用者が行使する監視機構を発明しなければならないだろう。事態は明瞭かつ単純に見えるが、医療業者の既得権益や、本質的に古めかしい業界の政治的イデオロギー的権力と衝突しないわけにはいかない。この業界は、人々の存在論的不安をあおることをその使命と心得ている。何世代にもわたって医学の権力がはびこっているとしたら、それはまさしく患者になりそうな人々の弱さのおかげだからだ。この弱さゆえに、啓蒙時代以前にそうだったように、われわれは単なる専門労働者を神格化してしまうのである。

われわれの試験管の話に戻ろう。ここに述べられている倫理的な問題提起の大半は、研究所の活動から得られたものだ。つまり、これまでいかなる委員会も、毎日実際に行われているFIVÈTE《フィヴェット》の医学的臨床的実践に、求められて助言を与えたことはないのである。患者にとって、FIVÈTEは医者との関係において始まる（そして終わる）ので、医者は何の拘束もなく患者を集める特権を享受している。患者を受け入れる基準の非科学性がくっきりとあらわになるのは、同じ夫婦がこちらの病院では拒絶されたのに、あちらの病院では登録を許されたり、公表された基準が、もっとも裕福なあるいはもっとも有力な希望者に有利なように、無視されたりするときである。もっとも著名なセンターでは、希望者の数が収容能力をはるかに超えているので、登録のハードルを越えた夫婦たちが入院したとしても、限られた回数の試験しか受けられず、彼らはその限られた機会を最大限活用することを期待するしかない。その結果、FIVÈTE用の掲示板に次のような広告を読むことになる。「八六年一二月の試験を、八七年四月か五月の試験と交換希望。」こうした広告が出るのと同時に、まったく初めて見る医療記録が、山と積まれた書類の上に、奇襲攻撃のように現れたりするわけである。FIVÈTEが見せ始めた新しい顔は、買ったり、交換したりすることのできる、抑えようもなく物質化してしまった商品としての顔である。これを見ていると、FIVÈTEがわれわれの社会の標準的な動き方にしだいに組み込まれつつあるのがよく分かるのだ。

アマンディーヌが生まれて四年、六〇〇人以上の子供が三二のフランスのチームの試験管の中で宿ったにもかかわらず、ＦＩＶÈＴＥは依然として法の外にある行為である。すなわち、いまだなお、それを行えるセンターを規定したり、治療行為の性質や水準を監視したり、研究所の活動基準を定めたり、そこで生じる損害を保証したり、地域ごとの受け入れ条件や成功率を知らせたりするための公的な仕組みは、まったく存在していないのだ。こうした行政の怠慢の原因の一つとして数え上げねばならないのは、医師団が、自らの伝統的な行動の自由を制限しようとする試みには、どんなものでも反対することである。そうは言っても、ＦＩＶÈＴＥを行うセンターには資格が必要だろう。そして、この資格は選ばれるのが確実なセンターの承認があって初めて与えられねばならないだろう。しかし、公的なお墨付きは、センターの運営が監視されないなら、かえって地域的な権力をなおさら強める恐れもある。こうした権力は、卵子や冷凍受精卵の提供に、力を及ぼし始めている。もし仮に提供の恩恵にあずかる者たちが、提供を受けたがっている人々のうちで、患者を集める医者に対していちばん高い補償金を払う者たちだったとしたら、この提供が無償だと言ったところで、口先だけのごまかしになってしまうだろう。

かくのごとく、新しい医学、たとえば補助生殖のような医学は、伝統的な医学とはほとんど何のかかわりもない。新しい医療チームの内では、知がぼんやりと薄められていくのにつれ、その活動は社会全体とかかわりをもつことになる。なぜなら、その活動に金を出し、医療が引き起こす危険を引き受け、その活動が逸脱したり濫用されたりする危険にさらされるのは、社会全体だからである。医学の役割は医療技術を最大限活用するという本来の位置にとどまらねばならない。広い合意から生まれ、政治的権力に進むべき方向を示してやれる倫理的な力が育つのを期待しよう。そして、政治的権力が、医学の権力に向かって、倫理的な言葉を吐けるほど十分強力であってくれることを祈ろう。

第四章　FIVÈTEの周囲で

可能性の領域がどんなに広大であっても、人間をほんの少しでも満足させるようなものを生み出そうとするなら、それでもまだ十分広大ではない。

ジャン・ロスタン『生物学者の思索』

体外受精の方法は今日広く一般に知られているので、われわれはFIVÈTE《フィヴェット》から派生した技術をここで直接取り上げることにした。しかし、家族向け基本版FIVÈTEについては、その現行版の説明を巻末（本書一四九ページ）に載せたので、読者はそれを参照していただきたい。

FIVÈTEはすでに、予測可能だったとはいえやはり思いがけない数々の発展、たとえば受精卵の冷凍保存や胚の提供といった発展の段階に足を踏み込んでしまった。体外への受精卵の摘出が可能になったせいで、医学的な問題を解決する目的をもったさらに新たな技術を試す好機が到来するだろうことは疑うべくもない。たとえば、個人の同一性《アイデンティティ》やその規格化にもっとも初期の段階で手をつけることができる遺伝子治療がそれである。ここに挙げた仮説以外のものでも、それがどんなに狂気じみたものでさえ、いつかは実際に行われる口実を見つけるだろうとわたしは確信している。妄想が行為に移行するためには、技術的な能力が二つの意志に、すなわち実験者の意志と被験者の意志に結びつきさえすれば十分なのだ。新しいことをしたいという意志は各々の研究者にみなぎっている。なぜなら、それこそが彼らがこの職業を選んだ理由そのものなのだから。新しいものが無害だとは決して前もって推測することができない。やってみて初めてそれが分かるのだ。しかし、いくつかの計画はひと目で非合理かつ気ちがいじみたもののように見える。みなさんは、科学者や医者がみな頭のてっぺんから足のつま先まで理性的だとお思いだろうか。もし発明者の個人的野心から生まれる新しいものへの誘惑をもっとも確実に取り除こうとするなら、この究極の思いつきをテストする希望者がいなくなるしかないだろう。経験が示すところでは、社会的な禁忌というものは常に両義性の刻印が押されているので、それだけでは新しいものを阻止するのに十分ではないからである。メディアにとり上げられるような行為で、同時に不名誉と尊敬にめぐり会わないものなどないのであり、そこを越えれば広大な無関心の大海に落ち込むぎりぎりのところで、単に不名誉と尊敬のさじ加減が調節されているにすぎないのだ。したがって、倫理委員会の勧告を受け入れるかどうかで明らかになる技術者の良心を云々するよりも、それがどんなものであれ何かを本当に阻止したいと思ったら、すべての人々がそれを無視するほかないのである。

だれもが、最近のテクノロジーの発達によって工業化したわれわれの社会がどんな変化をこうむったか知っている。この発達と同時に、そしてこの発達のおかげで、人々の要求に変化が生じた。人々の欲求はもはや最低限の必要を満たすことにはなく、幻想的な欲望をかなえることにある。われわれの両親たちは、浴室だとか、車だとか、単なるモノをほしがり、彼らの夢は、もう二度と飢える危険にさらされないことや、いつの日か海や山や都市を見物しに行くことくらいだった。彼らは、今から見れば、あまりにもささやかな必要を感じていたのであり、今日の人々がもっと大きい浴室だの、もっと速い車だの、もっと遠くへの旅だのを求めることと、このささやかな必要とは性質が異なっている。歴史上初めて、発展した西洋は、もはや量以外の夢を見ることをやめてしまった。必需品に関してはさらに量を望むしかないので、その結果欲望は異端邪道に向かうことになる。伝統的に必要なものはほとんど万人に保証されているので、いつまでも羨むべきものや人はもう存在しない。社会の動静は落ち着いているし、われわれのほとんどだれもが平等に退屈と向き合っている。ネコがこんなふうに満腹安心しているときは、ヒーターのそばの柔らかいクッションの上で、鼻を脚のあいだに突っ込んでごろんと横になる。このネコが期待することは、この同じ状態が続くことだけである。

人間は、絶えず以前とは異なる時間にはさまれた不安定な空間のなかでしかまともに生きられない。想像力が尽きた年寄りが死ぬのは、彼が畜類いや草類並みになるということだ。われわれの新しい生活条件は歴史上前例がなく、過去の禁止事項ではもう間に合わないことをいやでも認めざるをえない。慣習と道徳を収容している社会的規範が急速に力を失うと、古くから存在する幻想が現実のものとなる好機をつかむのかもしれない。こうした理屈で、たとえば一六歳から三五歳までの若者の三分の一が、彼らより年長者が反対するのとは逆に、男性妊娠に賛成だと答えている（一九八六年五月二日付『ヌーヴェル・オブセルヴァトゥール』のフランス世論研究所の調査による）理由が説明される。よく知られているように、あるモノがいつでも自由に使えると見なされたら最後、欲望はげんなりして、それを見放してしまうものだ。万人共通の（通俗的なと書くところだった）欲望は、必要なものが満たされればそれで終わりである。幻想を抹殺することが可能になればなるほど、むしろ幻想はますます目に見えないところで生き続けることになる。そのときこそ、文明人による人間らしさの喰い合い《カニバリスム》が始まるのだ。

補足的な技術

われわれが言うところのFIVETE《フィヴェット》を補足する技術とは、初期の胚を体外で取り扱える利点を生かし、何らかの治療を目的としてこの方法の有効性を高めるために用いられる技術である。しかも、ここに挙げる技術は、体外受精によって得られた受精卵の同一性《アイデンティティ》を知ろうとする、あるいは修正しようとする意図をもたず、かつまた当の不妊症夫婦とは関係のない第三者の介入を必要としないものである（図5参照）。

受精卵の冷凍保存

こうした補足的な技術の一つである胚の凍結保存によって、すでに数十人が誕生に成功した。複数の卵子を同時に受精させた後で、一つないしは数個の「余分な」胚を冷凍することが可能である。そうすることによって、妊娠に常につきまとう産科的危険を取り除くことができる。つまり、複数の双子の胎児が存在することになるので、冷凍胚を用いれば妊娠を最終的に確立するチャンスを不妊症夫婦に一回ないしは数回与えられるからだ。低温によって胚の発達が停止するおかげで、その胚を配偶子を生み出した夫婦に（妻の子宮へ移植するという形で）最終的に「返す」こともできるが、また他の女性へ提供することも可能になる。

冷凍の技法は、同一の一般原則に基づいて、それぞれの種に適用される。つまり、細胞の内部で氷の結晶の形成が起こるのを避け、細胞内の構造および細胞膜を傷つけないようにしなければならない。そのために、細胞は比較的素早く脱水される必要があるが、これは冷凍する速さを調節して行う。とりわけ、いわゆる凍結保護物質《クリオプロテクトゥール》(なかでもグリセロールは人間の精子の冷凍に適しているので、もっともよく知られている)を利用すれば、胚の細胞内の氷の結晶の形成を十分抑えることができる。

フランスでわれわれが用いている方法は、J-P・ルナールが数種の動物の受精卵を冷凍するために開発した方法から直接影響を受けて、プロパネジオールを使用している。すでに知られている技術と比べたこの方法の長所として、ごく初期(受精後三~五日ではなくむしろ一~二日)の胚を冷凍するのにより効果的なこと、またこの保護物質は受精卵に毒性をもたないと見なされていることが挙げられる。われわれは、第一卵割*よりも前に、すなわち、試験管内での授精のわずか一日後に冷凍した受精卵を子宮に戻して、子供を誕生させることに成功した。このフランス流の方法を大部分の国々が採用し始めているが、この方法のおかげで、冷凍に際して、FIVÈTEに適した通常の期間より長く受精卵を培養する必要がなくなった。そのせいで、長期間の培養が胚の寿命にもたらす不都合な効果を取り除くことができるようになったのである。迅速に解凍を行ったら、次に凍結保護物質を徐々に希釈することにとりかかるが、そうすることによって、細胞は水分の回復が可能になり、当初の特性を再び取り戻すのである。

胚を冷凍することによって、量的に言ってFIVÈTEの成功率は飛躍的に高まる。すでに四つの胚のうち三つは、この冷凍保存の試練を経た後も生き残るようになっている。五つの卵子を同時に受精し、月経周期に合わせて断続的に一つずつ移植するなら、少なくとも二回に一回は子供の誕生に成功するにちがいない。つまり、自然な月経周期の受精可能性を考え合わせれば、FIVÈTEの成功率は自然な受精の成功率より優れたものになるだろう。それゆえ、質のよい卵子を数多く採取することと胚の凍結保存が、今日FIVÈTEを成功させる二つの原動力だということがお分かりだろう。

胚の保存期間に関して、これまで知られている生物学的な限界は存在していないが(一〇年か、一世紀か、はたまた数世紀か）、冬眠中の受精卵の法的地位の問題がつい最近もちあがった。そのせいで、われわれはこの保存期間を最小限に短縮することを取り決めた。最長でも六カ月、妊娠に成功した場合はそれが終了するまで一年の「ボーナス」という具合である。

現在四つの受精卵のうち三つだけが冷凍の試練に耐えるが、こうした受精卵は子宮に移植するとかなりの確率で成長して誕生にまで至る能力をもっており、ほぼ確実なところ冷凍されなかった兄弟たちよりその確率は高いようである。とりあえず二つのレベルでこの理由は説明がつく。成長する能力をもった胚だけが冷凍―解凍に耐えるので、そこから子宮に移植する胚の淘汰が生じていると考えることができる。つまり、残った胚は、その細胞がわずかな程度しか、いやたいていはまったく傷つくことのなかった胚だということである。もう一つの理由としては、解凍した胚の子宮への移植は、自然なもしくはごくわずか修正された女性の月経周期に合わせて行われる。この周期には、人工的な邪魔が入っていないので、胚を迎えるのにより適しているのかもしれない。最近行われたこうした観察が立証されれば、三つの胚をたてつづけに移植する現在のやり方は見直しを迫られるだろう。一回の体外受精の過程につき一つだけ胚を移植し、残りは冷凍しておくほうが効果的だと思うようになるにちがいない。そうなれば、月経周期に合わせて、断続的に一つずつ冷凍した胚の移植に取りかかるようになるだろう。実際、一つではなく同時に三〜四個の胚を移植しても、妊娠の確率は二倍にしかなっていない。なぜなら、各々の移植が成功するかどうかは、一方で受精卵の内在的な質と、他方でそれを受け入れる子宮の準備状況との配合の妙にかかっているからである。

ヒトの受精卵を冷凍するにあたって見落としてはならない重大な側面の一つは、この技術が原因となって奇形が生じる危険が増すのではないかということだ。実際の話、受精卵に万が一何か損害が生じれば、それは分割して生じる細胞全体に害を及ぼす。動物の受精卵以上に、ヒトの受精卵は、その細胞の半分を自然に失った後も、正常な発達が可能なことが知られている。一卵性双生児が生まれる頻度は、ヒトの場合例外的に高い。さて、一卵性双生児は、受精卵が早期に二分し、各々の半分がもう片方とは独立して成長する結果生じる。新生児の質が受精卵を冷凍することで損なわれると考えるべき理由は何もない。互いにまったく瓜二つの細胞のどちらかが失われても、受精卵がそれを調節*する能力があるなら生き残るだろうし、調節する能力がなければ死ぬであろう。先に述べたように、冷凍に抵抗力があるかどうかが、現在のところヒトの受精卵の生存能力を推測しうる一つの、いやたぶんたった一つの目安ではないかと思えるのだ。

一人子供が生まれると、不妊症夫婦が別の不妊症夫婦のために、余分な冷凍胚を「放棄する」ということが起こりうる。凍結保存という仲介的な技術には、胚の提供にあたって二つの利点がある。この技術によって、胚の提供を受ける女性の月経周期の都合がいい時期に胚の発達を合わせることが可能になる（母体に合わせて胚を再び温める時刻を決め、発達を再開させればよい）。さらに、「提供者」の夫婦と「受け取る側」の夫婦とが、時間的に隔てられているため、お互いに顔を突き合わせることがないので、提供者の匿名性を保つのに都合がよい。わたしは、FIVÈTEによっていちばん最近生まれた赤ちゃんをATOU《アトウ》（adoption par transfert de l'œuf dans l'utérus［受精卵子宮内移植養子］）と名づけることを提案した。

確かに「補助生殖」の用語でひとくくりにされるすべての新発明のなかでも、胚の養子縁組は文句なしに道徳的な美点を備えている唯一のものかもしれない。ATOUによって、先進国の満たされない養子縁組の求めに応じて、養子となる子供たちの生産国になっているいくつかの貧しい国々は、こうした状況を解消することができるだろう。またATOUは、生まれる九カ月も前に子供を家族に組み入れるので、養子縁組につきまとう諸条件を最大限改善するだろう。さらに、ATOUは、まだ個人向けでしかないこの手の込んだ行為から始めて、社会全体の利益を発展させるだろう。最後に、そしてこれは重大なことなのだが、ATOUは、一般に広まりつつある遺伝子絶対崇拝への反論となりうるだろう。「ノーベル賞赤ちゃん」から自分自身の配偶子を何としてでも後世に伝えたいという要求に至るまで、とどまるところを知らないアクロバットの数々と引き換えに、われわれは人間の子供がそれを育てる大人たちの反映にほかならないことをますます忘れはて、それをひたすら遺伝子の算術の産物に還元しようとしているからである。

一つ明白なことをここで強調しておく価値がある。ヒトの受精卵の発達を遅らせることができるようになってから、もう「余分な」胚というものは存在しないということだ。どの受精卵もみな、最終的に妊娠する追加的な可能性をもつものとなるからである。凍結保存のおかげで、受精卵は、尊重および節約の二重の意味で、大切に使われるようになっている。受精卵は救われ、不妊症夫婦は蓄えるのだ。それゆえ、両親の信頼を悪用したり(両親の「自由かつ見識ある」同意を得て……などということが起こりうる)、FIVETEを目的とせずに採取された卵母細胞からつくった受精卵を勝手に利用したりしないかぎり、この章の後半でとり上げるような技術の有効性をテストすることはほとんど不可能になった。保存されている受精卵は、たいていの場合、それを生み出した夫婦か、ATOUを希望する第三者の夫婦に返されることになる。受精卵の破棄は、こうした解決の一つに対して、われわれが蓄えられた受精卵の保護者と見なす生みの親たちの一致した同意が得られなかった場合しかあってはならないのである。

ところで、体外に取り出されたヒトの受精卵の地位を定義する必要について、多くのことが言われてきた。確かに、それが単に便宜的な規則の問題であっても、何らかの法的地位を練り上げることが可能なはずだし、それもできるだけ早く合意を作る必要がある。とはいえ、猛烈な低温によって発達を止められた受精卵のあの状態について、どう言ったらいいものだろう。どういう経済法則に従って、ひょっとすると両親が忘れてしまった後も生き続けるかもしれない、このヒトの原材料を保存すべきだろう。個体の生成を遅らせる自然の仕組みが知られている。たとえば、エジプトの墳墓で発見された植物の種子は今でも芽を出す力をもっているし、アナグマだとかある種のコウモリだとかいった野生の哺乳類では、受精卵は数カ月間子宮の中で休止した状態で生き続ける。さらに、寒冷期の成獣の冬眠については言うまでもない。こうした例では、生命の営みが過度に緩やかになっているのである。生物は凝固し、外部とのあらゆる関係を禁じられているように見える。しかし、それでも生物は何かを失っている。その生物を構成する物質は、細胞が呼吸するときの元素の化学変化によって消費されている。生物は失う、ゆえに生きるのだ。われわれの認めるところでは、冷凍受精卵は何も消費しなければ、何もせず、生物学的にはまったく存在していない。あえてそう口にしないまでも、冷凍受精卵は一時的に死んでいる存在なのだ。したがって、人間は、自らの実質に生物学的に新しい位相を、生命が中断された位相を加えたらしい。それゆえ、法律家にしてみれば、彼のなすべきことは、生命力を秘めてはいるものの生きていない個人の地位を、歴史上初めて知恵を絞って定義することになるだろう。哲学者であれば、初めて表象の体系のなかに、見かけのうえでは存在しないがなお存在する可能性をもっている生き物を組み込む仕事がある。生物学者に課された問題はさらにいっそう頭が痛い。かつて配偶子のなかにあった生命は、配偶子が受精卵となることで引き継がれ、この受精卵が冷凍状態を生き残るなら、再び温められた胚の中には当然この生命があることになる。死しか支配していないはずの凍結状態の曲折を経て、生命から生命への移行がどのようにしてなされたのか、これは気が遠くなるような謎である。物理学者ですら、細胞に取りついて、それを時間とエネルギーの外部に置いてしまうこの永続的な非‐運動状態を説明できないだろう。人間は、その子供を冥府に置くことによって、制御可能な復活を発明したらしい。実際は、温度が絶対零度に達しないかぎり、ごくわずかな代謝が受精卵の中で行われているはずだ。マイナス二七八℃になれば電子は本当にバレエをやめてしまうが、マイナス一九六℃ならまだダンスは続いている。受精卵は液体窒素の中で消耗しつつあるわけだが、ここにはどこか人をほっとさせるものがある。

受精していない卵母細胞を保存するほうが、胚の保存よりも倫理的に受け入れやすいという声をあちこちで聞く。そうすれば、受精させる精子の選択を後回しにできるし、すでに存在している精子銀行と対をなす女性配偶子の備蓄を利用できるようになるからだ。しかしながら、動物で得られた経験が示すところでは、胚と比べて卵子は凍結保存の試練を経て生き残る確率がきわめて小さく、とりわけこの技術のせいで卵子の同一性《アイデンティティ》が変化をこうむる可能性がある。このとき、染色体が核の外部にあって保護されていないので、卵子はひどくもろい細胞なのである。想像するに、冷凍したり解凍したりするときの浸透圧の衝撃だけで、重大な異常のもととなる染色体の分散が生じたり、細胞の構造を形成する成分を害するおそれがある。現在われわれは動物実験を行って、遺伝形質を保護している核をまだ含んだ状態の、すなわち排卵約二〇時間前の卵母細胞を冷凍しようと試みている。卵子が成熟するまでの卵母細胞の成熟過程は、解凍した後になって初めて、すなわち受精の直前に、試験管内で行われることになるだろう。

たとえ卵子の冷凍が有効になり、子供に対する危険がなくなったとしても、精子銀行と同様に女性配偶子銀行をつくることが望ましいとは、わたしは思っていない。卵子の提供は、男性のマスターベーションとはちがって、外科的な処置が必要なので、一般化することはありえない。卵子はいつも不法侵入によって採取されるのだ。卵母細胞の冷凍が唯一正当化されるとしたら、まだパートナーをもたず、重い病気によって不妊症を引き起こすかもしれない医学的処置を行う必要のある女性の場合だけである。

わたしには、現在の多数派の（受精卵より卵母細胞を冷凍するほうがよいという）立場は、受精卵に早くも人格を認めようとする宗教的なドグマのほうへと倫理的省察が逸脱する傾向を反映しているように思える。人間を尊重するということは、男性女性に対しては、もっとも寛大な条件で、その要求に敬意を表することであり、また両親たちに対しては、彼らの問題をともに解決しようと決心したなら、速やかに最良の情報、成功するための最善のチャンスを与えてやることである。形成された人格から萌芽の状態にある人格へと、尊重する対象を徐々に移行させようとする理論は、少なくとも異論の余地がある。しかも、このドグマは受精のどの段階で人格が表れるのか述べていない。それは、受精卵の細胞膜に精子が結合するときなのか。あるいは、精子が細胞内に入ったちょうどそのときからなのだろうか。それとも、さらに精子の核と卵子の核が対面するときなのか。あるいは、ようやく二つの遺伝形質が結合するときにすぎないのだろうか。生物学者たちの意見では、この最後の段階、男性核が、緊密にもう切り離せないほど、女性核とからまりあった時点で初めて、新しい存在が形成される。そのとき初めて、かけがえがなく、予想しがたい個人が現れるのだ。もっと厳密にということなら、混合された遺伝情報が科学的に発現したあとにしか、新しい存在を認めないという定義を検討してもよい。この遺伝情報は精子が侵入してから二〜三日たってようやく伝達されるらしい。まだ二つの核をもった状態の受精卵が新しい存在ではないことの証拠には、二つの核の片方を同性の別の核と交換すれば、そのまま生じたであろう個体とは異なる個体を作ることが可能である。二つの前核*がある段階で、結合の邪魔をするのは、細胞レベルで性交を中絶するようなものだろう。したがって、雌雄二項の細胞核が形成されているあいだは、子供の設計図、それも単なる設計図だけが、受精卵の物質の中に詰め込まれているのである。新しい個体が実際に作られるのは、自然な状態でその数時間後、冷凍の技術を用いるなら数年先の話なのだ。かくして、設計図であって、人格ではないゆえに、それをこうして保存することが許される。しかし、この受精卵に人格を認めないからといって、これをありふれた細胞に還元することは許されない。この受精卵がこの体外受精システムの中にやって来たとしたら、それは、苦悩を伴い、希望を担って来たということだ。たとえ人間がその受精卵の内部にはいないにしても、その外部では人間が目を光らせており、その周りにはすでに人間がいるということなのである。

これまで生物学的意味論は倫理的な議論向きにはできていなかった。この二つの萌芽の結合らしきもの、すなわち二つの核をもった受精卵のことを「前胚《プレアンブリヨン》」と名づけよう。われわれが先に示したように、核が保護されているその構造そのもののおかげで、前胚は冷凍の試練に対して抵抗力がある。もし受精卵の冷凍保存によって、子供の設計図がやむをえず待機しなければならないとしても、このとき前胚は、設計図が具体的な形をとったものが中断している状態なのだから、ぜひとも保存しなければならないのはまさにこの構造である。保存し尊重すること。なぜなら、まさに一つの人格となる以前の前胚は、二つの欲望がそこでためらっている微小な場所なのだから。したがって、子供の設計図とは無関係に、正当な治療目的とは無関係に、新たな個人を決定するものを蓄える危険のある卵子銀行の創設はやめるべきである。またある者たちが人格と見なす特別な胚の銀行の創設もやめるべきだ。もしそんなものを創っても、この人格の未来を保証することはまったく不可能なのだから。

卵割受精卵の人為的二分化

ＦＩＶＥＴＥを補足する技術をもうひとつ挙げるなら、初期の胚を二つとも正常な発達が可能な二分の一胚に分割して、一卵性双生児を作る技術だろう。受精卵に対するこの操作（人為的に引き起こされる二分化）は、少なくとも人間の妊娠一〇〇〇例につき四例の割合で自然に生じている一卵性双生児の誕生を意図的に再現したものにすぎない。この方法はまずマウスで確立され、ヒツジやウシに用いられて成功を収めたものである。

この試みは、ごく初期の胚（二細胞期）にも、着床直前の段階にある胚（*胚盤胞、すなわち約一〇〇細胞期）にも適用される。まずその覆い（透明帯《*ゾーヌ・ペリュシッド》）から胚を引き出し、次に顕微鏡で見ながら、そこに付属した器具（マイクロマニピュレータ）によって、胚の細胞をまったく同じ二つの塊に分離しなければならない。続いて、この細胞の塊のそれぞれを再び透明帯（場合によってはその種とは別の種のものを使うこともある）に入れ、代理母役の雌の子宮にその胚を移植すれば、正常に形成された二個の一卵性双生児が生まれる確率は高い。この技術の成功率はウシでは九〇％に達しているので、ヒトでも同じ結果が得られると考えるのももっともだ。一卵性双生児が高い頻度で生まれるということは、ヒトの受精卵は、自然な分割の後も、その発達を調節する例外的な能力があるということを示している。FIVÈTEにこの技術を加えることに医学的なメリットがあるとすれば、一つではなく二つの胚を子宮に移植することによって、妊娠のチャンスを増やせる点にあるだろう。もう一つのメリットは、今のところ単に科学的なものであるがいずれは医学的なメリットにもなるはずのもので、子宮に戻した二分の一胚のもう片方の双子の兄弟をさまざまな角度から（構造的に、細胞遺伝学的に……）分析することが可能になることだろう。この作戦が可能になれば、FIVÈTEに失敗したとき、胚のどのような「質」のせいで失敗が生じたのかを理解する絶好の機会が得られるのである。胚の分割をクローニングの技術と見なしてはならない。分割の技術によって得られる同一の個体の数は、ほとんど常に二つに限られる。一つの胚を続けて分割しようとしても、二回操作を繰り返すだけでもうほとんど何の結果も得られない。各々の細胞で胚が再び形成し、核が同じ大きさであっても、細胞質の量が減ってしまうため、再分割すると細胞の正常な活動ができなくなってしまうのである。

ヒトの胚の人為的な分割は、技術的にとても簡単なのに、一連の倫理的なためらいのせいでまだ実施されたことがない（あるいは、少なくともどんな発表の対象にもなったことがない）。一方で、ヒトの受精卵となると、胚の発達能力がごくわずかでも変質をこうむる恐れがあれば、それが何であれ問題である。他方で、自身の分身が犠牲になったことを生まれた子供が知ってしまうと、精神分析医たちには知られていることだが、死産した双子の兄弟をもつ患者たちに起こるように、自分の自己同一性《アイデンティティ》の表象を損なう恐れがある。さらに、二分の一胚の片方が冷凍保存されるような場合には、あるすばらしい動物実験で行われたのと同じようなことが人間に適用されたらと考えるとゾッとしてしまう。つまり、二分の一胚から生まれたある牝ヤギが、冷凍されていた自分の双子の妹を妊娠して授乳するということを見事にやってのけたのである。二分の一胚はまた、われわれが後で見るように、成長した双子の片割れに交換部品を提供するというような芸当もできるだろう。

卵子内への精子の注入

精液に重大な欠陥がある場合、卵子の覆い（透明帯）の中に、精子を一匹直接注入することを検討することがありうる。われわれがブリュノ・ラサルとともに行った動物実験が示すところでは、このやり方で正常な受精に至ることが可能である。この技術は、顕微鏡を見ながら、そこに付属した小さい器具によって行われ、精子を直接卵母細胞の細胞膜に触れさせると、すぐにそれは細胞膜と融合する。この方法は、正常な配偶子の数がきわめて少なかったり、運動異常のせいで精子が卵子の覆いを通り抜けられない男性を対象として用いることが可能だろう。しかし、現在の実験段階では、このような技術に有効性があるのか、とりわけ正確にどんな精子のタイプにこの技術が適用可能なのか、なお分かっていない。ある精子を断固として選択することは無邪気な行為ではない。自然には、通常卵子を取り囲む精子全体から、受精能力のある配偶子を選択するメカニズムが存在しているはずだからである。このメカニズムを省くなら、異常な接合子が生まれる頻度が高まる危険があるかもしれない。この仮説にはその証拠となる何の材料もあるわけではないが、そのせいでわれわれは、国の倫理委員会の勧告に従って、この方法の人間への適用を考える前に、動物実験を続けることにした。［一九八八年世界初の精子注入法による顕微授精が行われ、今日では世界中に普及している。フランスでは一九九四年に初めてテスタール自身がこれを行った。］

FIVÈTEの変種

この表題の下にまとめられているのは、独創的な技術ではなく、FIVÈTE《フィヴェット》を利用する際のその利用形態とでも言うべきもので、子供の誕生に至るために、一時的に一人の女性もしくは一組の第三者の夫婦を介在させるものである。この方法には多くの可能な組み合わせが存在する。この方法を用いるとき、不妊症夫婦が「当てにする」ことができるのは、遺伝的に見た子供の出自（その子供が、社会的な両親のうちその両方もしくは片方を遺伝的親としてもつか、あるいは両方とももたないか）と同時に、子宮から見た子供の出自（子供の社会的な母親が出産前におなかにその子供を宿したか、宿さなかったか）の両方にわたるからである。図6はこうした「変種」の例をいくつか示している。

卵子の提供

体外受精を希望する夫婦の女性から卵子が得られないとき（卵巣の欠如、卵胞の発達障害、卵巣に外科手術を行えない場合など）、さらに、この女性が重大な遺伝的異常をかかえているとき、他の女性から卵子をもらうことがありうる。こうした提供が、ある患者のFIVÈTE治療に際して行われるとしたら、別の患者から非常に多くの卵子が得られた場合か、提供の目的をもって特別に手術を求める場合かのどちらかである。前者の状況には常に微妙な問題がある。たとえ六個から八個の卵子が採取されたとしても、受精や妊娠に成功するのは、それとは無関係にやって来る精液と相性のいい卵子だけかもしれないのだ。ちなみに、これはメルボルンで起こったことだが、提供者の女性（この女性もFIVÈTEを予定していた）は自分の胚のうち四つを試して妊娠せず、一方、五つ目の胚を受け取った女性は、一九八三年一一月、子供を産み落としたのである。にもかかわらず、なぜ同時に手術を受けるFIVÈTEの女性患者たちがときおりこのような申し出をするかというと、彼女たちは卵子の交換を約束することで、互いに双方の夫婦のチャンスを増やしたいからである。もう一つの卵子の提供の可能性は、精液の提供と同様に、自ら決意して卵子を提供する場合である。しかし、卵子の採取は、精液の採取よりはるかに負担が大きい。志願した提供者は、FIVÈTEの患者と同じ試練、同じ危険を耐えなければならないからである。実際には、卵子の提供はFIVÈTEのプログラムに組み入れられようとしているところなのだが、この方法の運用規則は、CECOS《セコス》（精液研究保存センター）で精液の提供を管理する規則に近いものになる必要があるだろう。この規則は人間関係的（匿名、無償）であると同時に、生物学的な（提供者と受け取る側の身体的特徴が似ていること）ものである。提供に利用できる卵子がなければ、希望者の夫婦自ら卵子の提供を受け容れる女性を、ただし子供を産んだことのある女性を見つけなければならない。たいていの場合、提供者は姉妹か女ともだちということになる。関係者の各々と何度も心理学的な面接や、通常の医学検査（提供者の核型の検査が加わった）を重ねて、ようやく請求を認める決定がなされる。しかし、知り合いのなかから卵子の提供を受ける可能性は、匿名性を守る目的から、おおむねただちに排除される。提供者の卵子は採取されるとすぐに、あらかじめ生物学的に卵子との適合性を確認して選ばれた、受け手の女性の配偶者の精液を用いて受精される。受精卵は冷凍され、最良の期日を待って移植される。匿名性の問題は、遺伝に重きをおく考え方が特に重視され、極端に激しさを増しているわれわれの社会にあっては、とりわけ重要な意味をもつように見える。現代の夫婦たちは、ますますその数を増しつつあるどんな医療技術の世話になってでも、ほとんど常に「自分の」子供をほしがるので、知り合いの子供を作る手助けを自ら買って出ようなどとは思わないものだ。提供者になる人の立場から言えば、知り合いの夫婦の家で育っていく子供に対する所有権の感情もまたよく考えてみなければならない。

胚の提供

もう一つの状況は、FIVÈTE の過程で得られた「余分な」胚を、ある夫婦から別の夫婦に提供するケースである。生物学的な観点から言えば、生まれて来る子供はその里親になる両親の遺伝的特徴をまったくもたないので、これは生前養子縁組と言うべきものになるだろう。こうした状況が具体化されるとしたら、提供者となる夫婦にすでに子供が生まれたか、子供を作る計画を放棄した後でしかありえない。要するに、胚の提供とは、冷凍の過程を経て、われわれが先に触れたATOU《アトウ》に至るものである。

子宮の貸与

図6に示された最後の状況は、未来の母親の子宮が欠如しているか奇形化しているときに行われる「子宮の貸与」のケースである。この代替案を採用するなら、自ら志願して妊娠の完全な進行を保証し、出産後ただちに子供を遺伝的両親に手渡すような、別の女性の介入が必要になる。人工授精による代理母の実践は外国で大きな反響をまき起こしてきた。たとえ受精が体外で行われ、そのせいで受精卵を宿す女性がその受精卵と遺伝的に無関係であっても、同様の批判がなされるべきだ。国の倫理委員会がもっとも好意的でない意見の一つを答申したのは、まさにこの代理母の問題である。にもかかわらず、この方法はますます広く実践されつつあることが知られている。この実例は、国の倫理決定機関が倫理を形成する機能が行政機構によって引き継がれないなら、まったく社会的に孤立してしまう危険をよく示している。

ここまで述べてきた状況はすべて、ある女性から卵子を採取し、別の女性に胚を移植することが必要になるものだが、こうしたケースでは、二人の女性の体を生理学的に同調させることが問題になってくる。胚は子宮の中に置かれて初めて成長するわけだが、子宮の成熟状態は年齢と一致している。ホルモン処置によって、二人の女性の月経周期を同調させることは可能である。しかし、この状況は、心理学的に見てまったく好ましくないものなので、重大な不都合が生じることがある。つまり、「卵子を生み出す者」と「胚を宿す者」とが同時に同じ医療施設内にいることになれば、二人のあいだで匿名性を守るのが困難になってしまうのである。胚の冷凍保存を用いれば、こうした二つの困難を解決することが可能になる。

ここで述べてきたいくつかの状況は、FIVÈTEぬきで体内受精によっても実現可能だということを指摘しておこう。たとえば、提供者の女性の卵子が、その女性の体内で未来の父親の精液によって受精し、その受精卵が提供者の子宮から採取され、里親となる母親の子宮に移植されるなら、遺伝子から見て卵子の提供ということになる。この方法のおかげで、遺伝的に高品質の子ウシが毎年数万頭も生まれているが、これはすでにアメリカでは人間にも利用されたことがある。ＦＩＶÈＴＥと比べてそこに危険があるとすれば、子宮洗浄を行う際に受精卵が見つからず、卵子の提供者の女性が妊娠してしまったために、その試みを人工妊娠中絶で終えなければならない可能性があることだ。ＦＩＶÈＴＥを利用しない子宮貸与のケースは、右に記したのと同じ操作を行ってから、受精卵をそのまま残して、卵子の提供者が出産まで子供を自分の子宮に宿す場合に当てはまる。子供の社会的両親は、当事者の二人の女性（産みの親と里親）が、フランスであったように、一卵性双生児でない限り、同時に遺伝的な両親ではありえない。「代理母」が実践されていることはずっと以前から知られている。これを実践しようと思えば、医学的な処置をまったく必要としないからである。卵子と子宮の提供者となる女性と父親が性的関係をもつなら、これは当然のことだが、人工授精を使う場合でもこれは可能である。適切な時期に膣に精液を導入することは、技術的にどんな夫婦でも（あるいはどんな女性単独でも）できることだ。医学の介入を求める声が高まっているせいで、個人的な行為が制度的な行為に変わりつつある。倫理的な不安にまさに油を注いでいるのはむしろこの変化なのである。

同定と矯正の技術

体外で受精卵を自由に扱えるようになったため、新しい研究領域が開かれたが、この研究が社会に及ぼす影響は甚大なものになる可能性がある。できるだけ早く一致した考え方を見出し、こうした研究が行き着くところを、正常な人類という観念の今後の変動予測と、あるいは単なる子供への欲望を越えた選択の表現と、結びつけて考えねばならない。

遺伝子診断

FIVÈTE《フィヴェット》のおかげで、胚の染色体分析が可能になりつつある。これは子宮に胚を移植する前に、その細胞を一つないしは複数採取して行われる。同様のこととしては、ずいぶん前から羊水の遊離細胞を検査して胎児の核型を明らかにすることができるようになっている。ただし、この検査は妊娠中期ごろでないと行えないので、医療目的の中絶に至ることがあり、しかもこれは重大な異常が認められた場合しか許されない。最近、より早期の（妊娠六週目ころ）診断が提案されたが、これは絨毛膜（胚の外部を覆う膜）から直接採取した細胞を検査するものである。

胚に対して直接行われる染色体分析によって遺伝的な異常が発見された場合には（図7参照）、その診断に基づいて、ある胚は移植され、別の胚は排除される。はっきり言っておかなければならないのは、この方法が現実には完成されていないということだ。動物であれ、人間であれ、初期の胚の核型が形成されるときには、異常が見つかることがあまりにも多いのである。しかも、核型が定着する期間の胚をうまく凍結保存する技術を確立する必要もあるだろう。

しごく当然のことながら、それぞれの核型を調べれば、同時に胚の性別が分かることになるので、FIVÈTEを行う機会を利用して、まったく両親の病理学とは無関係に、移植すべき受精卵のうちから、希望する性に一致した受精卵を一つないしは複数選別することが可能になる事態が予想される。男の子であれ、女の子であれ、どちらかの性の子供を作るために、どうしてもFIVÈTEを選ばざるをえないとしたら、それはまず、性に関連した遺伝的病気による重大な危険が存在する場合だろう。この技術が準備段階に止まっていることに歯ぎしりしている者もいるだろうが、この生物医学的快挙が行われるようになった暁には、だれもが拍手を送るだろう。そうなればただちに、医学的に正当化されない動機のためにこの方法を利用することの是非が問われるだろう。大論争がもち上がり、そこではわれらが図書館に保存すべき数々の名言が発せられ、未来の世代を楽しませるだろう。かたや選択の自由、こなた偶然への服従。始まる前からこの論争の勝負は目に見えるようではないか。

遺伝子の矯正

前項で説明した技術とはちがって、遺伝子操作は受精卵の同一性《アイデンティティ》そのものを修正することを目的としている。ここでもまた、FIVÈTEは、有効な介入を可能にする機会を潜在的に提供している。何十億もの細胞から成る大人の個体に、ある遺伝情報を注入する（一九八〇年のM・J・クラインの実験のように）のではなく、直接それをもともとの細胞（受精卵）に注入するなら、その情報をそこから発達する人体の全細胞に共通する遺伝物質に組み込むことができる。最初の目覚ましい成果は、一九八二年、R・ブリンスターとR・パーミターによって得られた。このアメリカの生物学者たちは、受精したばかりのマウスの受精卵の雄性前核（卵子を受精させた精子由来の核）に、ラットの成長ホルモンを生産するための暗号遺伝子を注入することに成功した。この胚を、次にマウスの子宮に移植すると、うまくいった場合にはマウスが生まれ、それは正常なマウスの二倍の大きさに達したのである。FIVÈTEを行う際に「自由に扱える状態にある」受精卵は、遺伝的な病気を矯正するための、さらには、こうして修正された個人の子孫に至るまでこの病気を根絶するための理想的な標的となる。残された仕事は、遺伝子工学技術の有効性を証明することである。つまり、われわれはこうして注入した遺伝子の活動をまだ制御できない状態にあるのだ。そうするためには、この遺伝子を染色体内の最良の場所に置くことが可能にならねばならないだろう。たとえば、ラットの大きさに近づいた「遺伝子導入《トランスジェニック》」マウスがそんなに大きくなったとしても、それは、移植された遺伝子の出所（ラット）が直接作用した結果ではなく、正常な動物より数百倍も高い濃度で放出される成長ホルモンの生産を調節するものが明らかに欠けているせいなのだ。もう一つ遺伝子の矯正をうまく制御できないことをよく示すのは、このような処置を施された動物たちがしばしば不妊になることである。とはいえ、遺伝子工学の急速な進歩によって、かなり早いうちに遺伝子移植が本当に自在になり、遺伝子を付加するのではなく、それを交換できるようになるのも、そう遠い日のことではない。

他の技術と同様に、この技術もいずれ人間に適用されるだろう。どうして目の前の子供を不幸にする欠陥を埋め合わせないでいられるだろう。そのあとになって、遺伝子工学に助けを求めることが正当化される「病気」の定義が問題になるだろう。そして、技術がより向上し、人々がこの操作を新しい治療法と見なすことに慣れるにつれて、こうした病気のリストは長くなるだろう。ときとして、遺伝子診断は、遺伝子操作に頼らなくともよい方法として紹介される。つまり、きわめて高い確率で次世代に伝わる異常についても、それに侵されるのは胚の半数だけであって、そのなかから正常な胚が見分けられるようになれば、その兄弟まで修正する必要はなくなるだろうと。当然のことながら、中絶が正当化される異常は、検査がより早期に行われ、妊娠中絶が社会的医学的に今以上に容認されるようになればなるほど、その範囲を広げていく。このような条件の下で、妊娠の成立に先立つ遺伝子診断とはどのようなものになっていくのだろうか。今のところ、ＦＩＶＥＴＥが子供を作る当たり前の（義務的な？）方法になって、夫婦あるいは社会が、人間の起源の時点で、好ましくない存在の排除に手をつけることができるとは考えにくい。それに引き換え、「危険度の高い《ハイ・リスクの》」夫婦たちが、とりわけ遺伝的異常をもつ子供が生まれる恐れがあるときに、こうした診断を目的として、FIVÈTEを受け入れるような事態は、十分ありそうなことなのだ。

FIVÈTEの変質

これまで述べてきた例とは反対に、このFIVÈTE《フィヴェット》という方法が、不妊症夫婦に子供をもつことを可能にするという本来の目的や、生まれて来る子供の標準規格適合を妊娠の時点で保証することを目的とした非常時の利用法から、逸脱することが起こりうる。医学的な正当性をもたないこうしたFIVÈTEの変質種のうち、あるものは保守的な家族とは異なる親族構造に、またあるものは政治的、経済的、美学的等々の構想に、その動機をもつことになるだろう。

われわれは、そうした例のいくつかを図8に図式化しておく。

卵子による卵子の受精

同性愛者のカップルがいっしょに子供を「作る」、すなわち、パートナーのどちらか片方の子供ではなく、異性愛者のカップルと同様に、同時にパートナー二人の遺伝子の産物である子供を「作る」ことを願う、という状況を想像することができる。このカップルは必然的に女性になるだろう。卵子だけが、当初の発達を確実に促すことができる栄養と代謝装置［ミトコンドリアなどの小器官］を備えているからである。しかも、二つの男性遺伝子型が結びついても、生育力があるとは思えないのだ。まず、二人の女性からそれぞれ成熟した卵子を採取し、卵子が精子と融合するのと同様に、試験管内でこの二つの配偶子の融合を促す必要がある。女性遺伝子型の受精卵が得られたら、それをパートナーのどちらかの子宮に戻せばよい。（複数の卵子を利用したり、胚の分割を行うなら、同時に二人とも妊娠することも可能だろう。）この実験は、一九七七年、マウスで行われた（P・スーパール）。不活性化ウィルスの活動によって、卵子の覆い（透明帯）を除去したのち、二つの卵子の融合に成功し、受精卵は、数日間、試験管内培養で成長した。ここでぶつかった困難の一つとして、子宮内移植の前に、透明帯の内側に再び胚を入れることがあった。哺乳類の受精卵を扱う際のマイクロマニュピレーション（顕微操作）技術が進歩したおかげで、この困難は取り除かれた。しかし、複数のチームが別に何度もこれを試みたにもかかわらず、このやり方ではまだ一例も誕生に至ったためしがない。精子と卵子が結合して初めて、正常な胚の発達が可能になるのかもしれない。あたかも、受精卵であるからには、対立した性の二つの核を必ず含まなければならないかのように。ある者は、そこにわれわれの邪悪な計画に対する自然の法則の見事なしっぺ返しを見るであろう……。もっとも、それも、この法則がまたしても人間に打ち破られるまでの話だが……

女性自家生殖

さて次に、ＦＩＶＥＴＥを用いて、一人の女性がもっぱら自分の遺伝子だけから成る娘をもつことが可能になったとしたら、どうだろう。名もなき精子は活性体の役割しか果たさず、その核は受精の後すぐに受精卵から取り去られることになる（雌性発生）。その後で、二倍体相（染色体の通常の数）が回復されるが、このあいだ一時的に化学物質の作用によって受精卵の第一分割は抑えられる。こうしてできた胚を希望者の女性の子宮に移植すると、娘が一人誕生することになるが、この娘は決して母親の完全なコピーではない。たとえ各々の卵子が母親の遺伝形質の半分を含んでいるとしても、減数分裂*の運次第で、それぞれ対を成している染色体がデタラメに二分されるからである。この実験は、一九七七年に、P・C・ホッペとK・イルメンゼーの手でマウスを用いて行われ、数匹の牝のマウスが誕生するはずだった。ところが、この実験は実証されなかったのである。先に述べたように、単性の遺伝情報しか含まない受精卵は発達不可能らしい……、ただし、カエルを除けば。カエルを用いた体外受精はわれわれのはるか以前から行われているのである。

クローニング

クローニングは植物の挿し木と似通ったものである。同一の有機体の全細胞は同じ遺伝情報一式を備えた核を含んでいるので、この核を注入することによって、初期の受精卵を同じ数の一卵性双生児の胚に変えることができる。クローニングの今後の見通しには強烈な幻想をもたらす力があり、そこでは恐怖が欲望とせめぎ合っている。つまるところ、補助生殖の技術のおかげで、自分自身の「血」を伝えたいという欲望が、こんなふうにますます激しさを増しているのは、いったい何を意味しているのだろうか。推測するに、遺伝子のエゴイズムを完全に満足させるためには、無数の分身を生産する必要があるということだ。実験は両生類では成功したが、マウスでは多くの論議を呼ぶ結果が報告された。いくつかの困難はマイクロマニピュレーションの技術に関するものだが、生物学的な観点から言うと、現在足かせとなっている要因は、初期の胚の細胞しか受精卵に移植すべき核を提供できないことである［周知のように、一九九七年クローン羊ドリーは体細胞の核を移植して生まれた。人間のクローンでさえ時間の問題である］。発達の過程で生じる細胞分化のせいで、各々の細胞は特殊化し、共通の遺伝情報の利用に供されるわけだが、それにつれて核は徐々にその全能性を、すなわちその核を移植する受精卵細胞の活動全体を支配する能力を失うように思われる。もし核の「プログラムを手直しし」、その核が含む情報全体を利用することをもう一度教えることができれば、この困難は乗り越えられるだろう。さもなければ、クローニングは互いに同一の個体をいくつか作ることしかできないだろう。核の提供者となる細胞の数は、初期の胚ではごくわずかしかないからである（胚盤胞の段階で数十個）。それゆえ、哺乳類のクローニングについて語るのは時期尚早である。たった一つの受精卵から由来する同一の子ウシの数を増やすために、S・M・ウィラドセンは最近技術的に巧妙なあるやり方を用いたが、それを「入れ子クローニング《クロナージュ・ジゴーニュ》」と名づけることができるだろう。一つの胚の八つの細胞のそれぞれから取り出した核を、染色体を取り除いた八つの受精卵に移植する。この受精卵は八細胞期まで発達して、同じ数の一卵性双生児を形成することができる。ウィラドセンの発明は、この第二世代の胚を、前と同じ条件で、核の供給者として利用するところにある。そうすれば、第三世代の双生児胚を六四個作ることができる、またその胚を使って……、このような幾何級数的増殖は理論的なものにすぎない。まだ失敗することが多いからである。ともかく、この遺伝物質に応用された反復的家庭園芸が、今のところ、哺乳類の受精卵を挿し木するもっとも効果的な方法なのだ。しかし、現在、大人の個体の完全なコピーを得ることは不可能である。ということは、つまり、今のところだれもがもう一人の彼自身を自らの意志で創造することを要求できはしないのだ。

交換組織銀行

クローニングと同様に、R・エドワーズが行ったFIVÈTEを利用して一種の組織貯蔵庫を作ろうという「提案」も、まだ技術的に実現可能ではない。まず、最低二〜三週間、人為的二分化によって得られた二分の一胚を培養しなければならない。このとき形成される原基（器官の基となる部分）を注意深く切り取り、組織それぞれのタイプに適した条件の下で冷凍することになる。双子の片割れであるもう一つの二分の一胚を移植して生まれた個人は、こうしておけば、個人的な交換組織銀行を利用して、その主要な器官に欠陥が生じたときには、これを取り繕うことができるうえに、自分自身の細胞を移植するわけだから、移植片拒絶反応の危険もないということになる。これに成功するには、ヒトの胚を通常の子宮内移植時期のもっと先まで培養し（ラットの胚についてなら、すでにかなり先まで可能）、次に、細胞のさまざまな部域をこわさずに冷凍できなければならない。後者は、各々の細胞のタイプに適した冷凍技術を適用すれば、さほどむずかしいことではないはずである。

さまざまな国々（アメリカやイギリス）の倫理委員会が、ヒトの胚の体外培養期間を、二週間、すなわち神経系の原基が形成される直前までに制限したのは、きっとこれと無関係なことではあるまい。

エドワーズの提案は、技術的に時期尚早で、明らかにむちゃなものだったが、永遠不変の道徳の専門家たちにとっては、非の打ちどころのない主張で多くのページを埋めつくすいい機会になった。しかし、わたしはこの本の著作権の半分を賭けてもいいが、二〇年か三〇年後には、このアイディアは容認され、おそらく当たり前のものになるだろう。そうなれば、一二〇もしくは一三〇歳と見積もられている人間の寿命の限界さえ克服されてしまうかもしれない。もっとも、使い古した主要な器官を大部分取り替えられるようになっても、まったく新しく再建された体に指令を出すのは、老いぼれた脳か、もっともツイていた場合でも、歴史のない脳、すなわち他人の脳になる恐れは如何ともしがたい。

男性妊娠

男性が、受精後数日の胚を自分の腹部に受け入れて、妊娠することを求める事態もまた想像してみることができる。男性妊娠は単なる幻想ではないのだ。二つの生理学的概念が、それが可能なことを示している。まず、ヒトの胚は子宮の外でも（腹腔の中であれば）しまいまで成長することができるし、その後帝王切開で生まれた子供たちが大勢いる。次に、妊娠中のホルモン調節については、適切なホルモン注射を用いれば、卵巣がなくてもこれを確実に行うことができる。そうやって、オーストラリアの卵巣機能をもたない女性が、体外受精によって、別の女性の卵子から得られた子供を、その子宮に宿すことができたのである。われわれは、アマンディーヌが生まれる前に早くも、ある性倒錯者からこのような要求を示されたことがある。ここで強調しておかねばならないのは、厳密な医療プランを立てたとしても、男性妊娠は（子宮外で進行する女性妊娠と同様に）命にかかわる危険をともなうことである。すでにFIVÈTEに関する会議場の廊下では、男性の体に受精卵を入れるにあたって、成長するのにいちばん都合のいい場所はどこか、みんなで知恵を絞っている。みんな愉快な冗談として話し合っているのだが、そのなかのある者たちの話によると、アメリカのある億万長者が、初の男性妊娠成功者にその途方もない財産を遺贈するということである。たぶん、この財宝が頭にあったせいだろう。陰嚢《ブルス》こそ特別な場所だと思いついたのは［bourse（ブルス）には、財布、奨学金、株式の意もある］……、この器官はお望みどおりに伸縮自在で、なおかつ主要な機能を保護している腹部からも比較的孤立している。ただし、妊娠後期になったら、手押し車を使って移動しなければならないが……、もちろん妊娠した男性は授乳も引き受けることになるだろう。妊娠すれば、その痕跡を止めている胸部から乳房が発達してくるにちがいないからである。

　男性が、自然の下では女性のものとなっているこのような機能の生物学的実験対象に理論的にはなりうると、うっかり口を滑らせたばかりに、わたしは、危険かつ無益な方法を用いるあらゆる試みに断固反対であるにもかかわらず、男性妊娠の「専門家」と目されるに至ってしまった。ここに、またしてもセンセーショナリズムの罪を負ったマスコミの行き過ぎを見ることができる。しかしながら、わたしも、完全に自分が無罪であるとも言い切れない。わたしに理があるとすれば、研究者というものは、まだ実現されてはいなくとも、その可能性があるものについては、どんなものであれ社会に知らせる義務があるというのが、わたしの持論なのである。

動物妊娠

ばかげたアイディアをもう一つ。これはつい最近出されたものだが、これから勢いを増してくるかもしれない。ある動物種の胚を別の種の子宮に移植して、正常に発達させることができるようになったのは最近のことにすぎない。この方法で、牝ヒツジから子ヤギを誕生させることに成功したのである（一九八四年、P・マイネッケ）。種の異なる胚が子宮に受け入れられるためには、その覆い（後に胎盤だけを構成する栄養芽層）を、子供の宿主になるほうの種の胚から摘出した覆いに置き換える必要がある。つまり、胎芽（胎児の基になるもの）を異なる種の栄養芽層に導き入れねばならないが、これは比較的簡単な操作である。この実験は、今のところ、近接した種どうしのあいだでしか成功していないが、ヒトには非常に近いいとこたちが何種類かいるわけだから……、近い種どうしを結びつけて妊娠を可能にするもう一つ別の操作は、免疫学的なタイプに属する。つまり、移植するほうの胚が属する種の特殊な抗血清を使って、子供を宿す牝にあらかじめ免疫を与えてやればよい。この方法で、数頭の牝ウマがロバやシマウマを出産した（一九八四〜一九八五年、W・R・アレン）。みなさんには、人間の赤ちゃんを牝のオランウータンのおなかから誕生させるのと、この美しい霊長類が絶滅しかかっているのだから、その逆を行うのと、どちらがより現実的かお考えいただくのもよろしかろう。もっとまじめな使い道としては、動物の子宮を、ヒトの二分の一胚を長期間培養するための効果的な代替容器とすれば、十分な胚の発達が得られて、組織銀行に保存すべき交換用部品を生産することが可能になるだろう。

われわれのカタログは完全なものではないが、もうこれだけで近い将来実現しそうなものに限っても、十分な数のありうべきおぞましさを含んでいる。生命を創造したり、それを持続させることが問題となるとき、おぞましさは束の間の感情であって、それはゆっくりと実用的だったり、奇想天外だったりする技術の永遠の魅力に負けてしまう。われわれは、技術というものが免れがたく連鎖してしまうこと、無垢だと思われた技術がどのようにまた別の怪しげな技術を生んでしまい、そしてそれが人間において絶対変わらないと信じていたものに影響を及ぼしてしまうか、目の当たりにすることができた。

厳密な意味でFIVÈTEの医学的な正当性が現実に証明されるのは、解剖学的もしくは機能的異常が生殖の障害になっているときである。しかしながら（本書一四九ページ、「医学的適応」参照）、こうした障害は、たとえその夫婦が新しい生殖方法に頼らなくとも、必ずしも絶対に越えられない障害ではない。つまり、それは、人工的な援助の要求を表明する夫婦たちが増えれば増えるほど、医者のほうでは、彼らの要求をますます主観的な仕方で分析するようになるということだ。それだけではない。不妊症が数値で表せる基準に基づいて定義されるようになったとしても（夫婦だけにしろ、専門家の助けを借りるにしろ、一人子供を作るためにわれわれにどのくらい時間がかかるか決まっているのだろうか）、すぐにまた新しい要求がやって来る。性別だの、子供の質だの、卵子や胚の提供等々である。そうした技術的な介入に正当性を与えることは、もはや技術者の任務ではありえない。自分自身の配偶子を試験管の中でもの思いにふけらせるのは、もう一連の既得権益に属する。人工生殖はまともなものになり、白衣を着た専門家たちの保証付「新物《ヌーヴォー》」ラベルが貼られている。このやり方に欠けているものがあるとすれば、自然生殖以上に効率的になって——しかもそうなりつつある——、性交を欲動のジョギング並みの地位に追いやることだけだ。しかし、それでもまだこの技術は新しい医療の始まりにすぎず、それはいつか必ずや新しい道徳の、新しい人間性の定義の岸辺を、くっきりと浮かび上がらせずにはいないだろう。肝心なことは、人類がその同一《アイデンティティ》性を失うことなく、どこまで人工的《アルティフィス》な技術だの、遺伝子の継ぎ合わせ《コラージュ》だの、遺伝情報の解読《デコダージュ》だのを容認することが可能なのか、それを知ること、いやさらに、それを予測することなのだ。

第五章　人間の思い出のほうへ

知性は、人間を目の前にある環境に適応させ、小さな問題を解決する手段を与えてくれる。しかし、その知性が、大きな問題を自らに課すことを免除してくれるせいで、人間は世界への適応力を失ってしまう。

ジャン・ロスタン『生物学者の思索』

わたしはここまで、何人かの人々とともにわたしが生きてきた冒険を述べることができた。わたしは、数字を挙げて述べることによって、近い将来訪れるかもしれない危険を明るみに出すことができた。冒険と数字はわたしの住んでいる小宇宙に属しているが、わたしは、そこまでで、わたしの知っていることだけで、やめる——そうすべきだろうか——こともできるだろう。しかしながら、冒険と数字をお目にかけたからといって、その歴史に何らかの意味を与えるためには、それで十分だとは思っていない。わたしは自らが信じていることも述べてみたい。わたしの不安は、他の多くの人々の落ち着き払った平静さ以上に、権威があるわけではない。日常的に起こっているささいな奇跡を糧にしながら、われわれは、だれもその正体を知らないもののほうへと、たとえそれが単に滑り落ちて行くことでしかないとしても、目新しい技術からさらに新しい方法へと、前進することを要求する。未来は、われわれが生きている現在を無視して語られるが、その現在は別の過去から見た未来でもある。政治と経済は、頭もしっぽもない得体の知れない生き物だが、とにかく成長をより良い生活とごっちゃにする。この両者は、われわれが飲みたがっている新しい血をどこから汲み上げればよいか理解した。所有者をもたなかった科学は、老朽化した制度の血管の中へ呼び出され、そこに信頼と希望をもたらしている。かくして、科学は、単なる装飾であることにうんざりしていた高級娼婦のようにあがめられ、ついに自分のヒモとめぐり会った。科学は今、最高の地盤を確保している。

アンケートだの、ルポルタージュだの、現状報告だのが、われわれを喜ばせるにちがいない数字を突きつけてくる。数字はラベルに仰々しく書き込まれているが、もはや知識を得るための真面目な方法は、名札をつけてものを測るこの議論の余地のない方法以外にないからである。それゆえ、われわれは議論をしない。月に到達するのに必要な移動距離が何キロメートルだと知ったことか。宇宙は計り知れないほど広いんだから。月がかなり遠いところにあるというこのすばらしい確信さえあれば、月面を人が歩くのを楽しむためには十分なのだ。われわれは言葉と数字にうっとりする。それはわれわれを安心させてくれるからである。人々は病気に命名をほどこし、その広がりを測定し、それをやっつけるのにほんのわずかな時間しかかからなかったことを誇るのだ。

科学研究の合目的性を批判する方法は、少なくとも三つある。もっともよく知られているやり方は、発見したものを応用する場合、必ずそれにつきまとう有害な結果を明らかにして見せることだ。もっぱら研究を、もっと速く進めよう、もっと大量に生産しよう、もっと盤石なものにしようとしていた矢先に、予期せぬ批判が降りかかってそれにケチがつくと、それを償うために、さらに新たな研究をしなければならなくなるのである。とりわけ医学研究に効果的なもう一つの批判の仕方は、科学の勝利にもかかわらず、病状が新たな形をとって現れ続ける事態を指摘することである。しばしばこれは、産業の発展の結果から生じて、健康状態に対立する公害という形をとる。ときには、薬自体が、医学的な治療を通して、さらに治療すべき障害を引き起こすこともある。要するに、病気の歴史が示すところでは、病気というものは、引っ切りなしに次から次へと生ずるものなのだ。最後のいちばん根源的な批判の仕方は、われわれを苦しめる不幸が、そもそも主観的な性質のものなのだということを思い起こすことである。軽い病気だとか、重い病気だとかは存在しない。ただ軽い病人や、重い病人だけが存在するのである。

今日われわれの心のうちで当然と思われるようになってしまったことに、老人はもはや「自然死」するのではなく、いつか最後にはわれわれが打ち勝つだろう、何らかの名前をもった疾患で死ぬのだということがある。おそらくそのせいだろう。老人の死は、かつてうら若き女性がお産で死んだり、青年が伝染病にかかって死んだりしたのと同じくらい悲劇的なものとなっている。統計が示すところによれば、生命が持続する期間は長くなり、余命はどこまでも延びている。統計が教えてくれないのは、どの程度までわれわれの生活様式が避けられない進歩の風潮に隷属させられているのか、ということである。首相の行政計画諮問委員会によれば、もし仮に医療費がこのままのペースで増加し続けるなら、二〇五〇年には、フランス人全体が週の半分を医者のところで過ごすことになるそうである。

たとえ地球最後の苦しみが取り除かれたとしても、また別の未知の外傷がそれに続いて現れるだろうとわたしは思っている。科学が、もっと速やかに、次から次へと病気を打ち負かすようになればなるほど、なおさら早い周期でそれは現れるだろう。結局認めざるをえないことは、色とりどりの格好をした病気は決して滅ぼされてしまったわけではないということだ。ただそれは毎回新たな衣装を身にまとって現れてきただけなのである。われわれのやっていることは、その衣装に名前をつけ、それを脱がせては、燃やして灰にすることである。科学とは、われわれを現在おびやかし、未来永劫おびやかし続けるであろう暗黒の力に、永遠にストリップをさせることなのだ。したがって、もし仮に他の動物たちのなかでも特に人間が、平和と災禍との均衡を、探求と願いの実現との均衡を生きるべく定められているとしたら、すなわち、敵対するものからはぎとった衣装の代わりをする新しい衣装が常に用意されているとしたら、われわれのドタバタ騒ぎはいったい何を意味しているのだろうか。しかも、われわれの内部にも病があって、それがわれわれの向上心をもてあそび、われわれのほんのささいな気苦労を命にかかわる傷だと思い込ませ、われわれが人間に固有の病を勝手に作り上げているのを眺めているとしたら、われわれはどうやってこの病から治癒されればよいのだろうか。

　社会の変化と技術の変化を同列に扱い、その結果、前者は後者に依存するものだという仮定をうのみにしてはならない。奴隷を解放したのは犂《すき》ではないし、女性解放が起こったのは洗濯機を手に入れたからではない。近い将来重要な問題となるのは、各々の技術革新がもたらす社会的利益と社会的損失を、その状況に応じて判断することだろう。

　技術革新はめったに一義的なものではない。しかし、単に技術革新には矛盾が付き物だと言って済ますだけなら、それはわれわれの現代性を分析しないで済ます知的臆病というものだ。われわれは、かつて多くの人々が思索を巡らした運命に中毒し、今やその支配者になったつもりでいる。進歩というのは主観的な概念であって、それが意味するものは、永遠に定義し直されなければならない。進歩という概念が内包している強く肯定的な意味合いは、歴史のそれぞれの瞬間に、われわれがそれ以前の状況に戻りたいという強迫観念につきまとわれていることから生じている。すでに獲得されたものは、逆に見れば《ア・コントラリオ》、退廃《デカダンス》を規定するものとなるので、そこに戻ることはできないからである。かくして、進歩は義務的な価値を帯びる。進歩が生じた瞬間から、それは人間を疎外する力をもつのである。

われわれが、絶えず知識の総量が増えてゆくこととより良い生活を、変化と改善を、混同していることを認めよう——しかし実際にそう信じているだろうか——。こうした思考法をしているせいで、われわれは、歴史の中で絶えず動き続ける性質をもっている欲望の根源的な意味を、また、それぞれの自我に応じて善の極みとも悪の極みとも感じられるものの根源的な意味を、すなわち、そこでなら死んでもかまわないと思えるあの限界の根源的な意味を、消し去っているのである。われわれは、快楽の暴力であれ、苦痛の暴力であれ、恐怖を感じる。この恐怖ゆえに、その意味を考えることに怖じけづき、その目的を見極めることを放棄してしまうのだ。

もちろん死は恐ろしい。どんなときでも愚かしく見えてしまう終末は恐ろしい。歴史上初めて、人類は、百歳以上の人たちが死にかけているのを見て、泣くことが許されている。しかし、人間は過剰に生きることも恐ろしいので、快楽がなくともこのまま生が続くことに小さな満足を見出したり、それと同時に、何か欠けているものがあると、とてつもないパニックを起こしたりする。満たされていると自らを納得させるためには、欲望の目盛りを下げるだけで十分なのだ。同じような冷たい計測方法が、進歩と人間の生活の両方を見積もるために適用される。前者は、情報の量だの、モノの目録だの、空間や時間に対する勝利の数だので測られる。後者は、進歩的なモノをどれだけ多く消費したかの目印となる年齢の数で見積もられる。満腹するには、欲望の数をこなしさえすれば十分なのだ。われわれは、わけも分からずにちっぽけな必要を生み出すように作られており、そのちっぽけな必要のなかで、欲望は薄められ、意味は失われ、存在は規格化していくのである。

最良の場合、技術革新は、はっきり表明された必要に的を絞った解決策を生み出すことである。しかし、技術革新が必要や欠如感に先立つことがある。それが状況に応じた一つの回答であるときでさえ、技術革新は、それと隣り合う領域の生活様式をかき乱しにやって来ることがある。銀行の窓口係が、あなたに小切手と札を交換してくれたうちは、支払いが済むのに数分あれば十分だった。そこへコンピュータが登場して、避けて通ることのできない断層をもたらした。あなたは数秒で支払いが済むか、さもなければ機械が動かないときは数日間待たされるか、どちらかになったのである。そうこうするうちに、一部の銀行員は失業の屈辱を味わっているが、だれも情けをかけるやつなどいはしないというわけだ。何なら、この二十世紀後半の発明のうち、まったく非の打ちどころがないものをいくつか探してみていただきたい。つまり、その発明は、別の発明や生活様式が引き起こした悪い影響を埋め合わせるためにのみ生じたものではない。それは、明白な実用性と目的性ゆえに世に認められ、われわれを阿呆にするような危険のない発明である。このような発明だけが、何の断り書きもなしに、進歩の称号に値する。人工的なエネルギーで動くすべての機械は、モーターが止まったり、ストライキが突発したり、電気供給ケーブルが断たれれば、停止する。そのとき、われわれは、その発明が行われる前よりもっと無防備な状態にさらされる。それほど、この機械を使うことに慣らされてしまっているからである。あるときは男性を、またあるときは女性を解放したと称されるこうした機械の大部分は、より速く事を行うという経済的必要性からのみ生まれた。すみずみまでじっくり考えてみる前から、そうした機械の利点については、広い意見の一致《コンセンサス》ができていた。こうした利点についても、社会計画に一貫性があることを容認したうえで初めて、異論の余地のないものになる。たとえば、「時間を節約する」ために自動車で移動することは、一貫性のある行為だろうか。その節約した時間のある部分を、なまった体を元に戻すための運動に充てたり、また別の時間を車を手に入れることで生じた出費や、交通事故の死亡率が示している社会的負担をまかなうために、働くことに充てたりしていることを考えていただきたい。だれもがそのことを知りながら、またそれを忘れるのがうまいのだ。かくして、われわれの最近の発明を吟味した結果、わたしは非の打ちどころのない発明を二つ見つけることになった。この道具は人間の身の丈に合っている。つまり、それは人間の一世代くらいはもつだろうし、技術的に故障することを知らない。古代の人々がどうしてこれを思いつかなかったのか不思議に思うくらい、この道具は役に立つうえに単純なものだ。その道具とは、手動式サラダ水切り器と赤ちゃん用ごみポケット付防水よだれかけである。わたしのリストが不完全なものだということは喜んで認めるし、別のすばらしい発明があれば、いつでもそれを第三・千年紀の夜明けに発行される『非の打ちどころのない発明百科事典』に載せるつもりである。

自分が進歩を生み出していると信じることができない研究者の、居心地の悪い立場を想像していただきたい。彼は自分の仕事が大好きだが、実用的なものが好きになれない。彼がなぜ研究に意欲を燃やすかというと、研究室で神秘とお近づきになれるなら、どんな苦しみも厭わないからだし、ジャン・ロスタンの言葉を借りれば、「生まれつつある真実の比類のない香りをときどき嗅ぐ」ことが好きだからである。もし、発見というものが立方体のように積み上げられるものなら、それは美しい建造物を形作って、それを外から眺めることもできるだろうし、知の渇きも、少なくとも知の壁にぶつかるまでは、そうすることで癒されるだろう。絶えず退いて行く未知のものが見えたと思うのは、目の錯覚であって、そこにはただ既知のものの境界が広がっているだけなのだ。知るという行為は、果てしのない空間に遠心性の運動を広げることであり、その空間の中心の位置を占めるのは、当然人間の問いかけである。人間が手にする答えは、提出する問いがあって初めて意味をもつ。そんなふうに遠心的な円を描きながら、ときには秘密の固い肉体を矢が貫いて孔をうがつように、知の親しげな世界が広がって行く。しかし、その世界の外部は微動だにしないのである。

研究者というものは、哲学者たちの専有物であるあの巨大なめまいの中で仕事をするには、あまりに専門化しすぎている。彼は、身分相応のめまい、すなわち毎回ほんの少し身に余るほどのめまいだけを楽しむ。しかし、人間たちがやろうとすることは、知を積み重ねてただ眺めることではない。もしそうだったら、新しい発見はすぐに出口をふさがれ、新たに獲得したものから道具を作り、その恩恵にあずかることはできないだろう。基礎研究と応用研究とのちがいは、発見したものを実用化するまでの期間が、長いか短いかのちがいでしかないのである。

どんな時代にも技術革新はあった。火の奇跡、車輪の奇跡、印刷術や電気の奇跡は、われわれの哀れな現代的な発明に少しも劣らず革命的なものであった。たとえば人工授精のような、この二十世紀末の「先端技術」のうちのいくつかは、数千年前に行われることもありえただろうし、また、そのいくつかは、大昔からある文化的実践の代用手段として、生じてきたにすぎない。最近、FIVÈTEについて意見を求められたあるメラネシア人がこう答えた。「だれかにあげるためでもないんだったら、どうしてそんなに苦労して子供を作ろうとするんだい」……

動物から別れて、独自の道を歩み始めて以来、人間は絶えず巧妙な技術を発展させてきたが、同時にこうした技術が人間にもたらす変化を目の当たりにして、不安におののいてきた。人間は、公然と認められたどんな構想ももたずに、その文明を築いてきたが、今日でもなお未来を前にして変化しなければならないことに毎日驚いている。人間は、自身の絶えざる変化を理解し、自身の姿をとらえることに困難を覚える。見えた、と思ったその姿は、すでに過去の姿になっているからである。われわれの時代を他の時代から際立たせているものは、大勝利を収めた科学主義のイデオロギーと結びついて、科学的生産活動が加速し続けていることであり、この結びつきは、史上初めて、暴力にまでなりつつある。新しい生活様式が同時にいくつも提示され、そのうちのごくわずかな部分が実現するだけで、数世代の人々を途方に暮れさせるだろう。なぜなら、今日の人間が、その先祖たちと比べて、殺到する激しい変化を受け入れる資質に、より恵まれているわけではないからである。まさにそこに、われわれの理性が狂っている証拠が、グループ化した特殊な組織が生み出したこの競争が、無垢なままの個人を苦しめている証拠がある。現代の人々は、天から雷霆が降りそそぎ、地面が足元で口を開けるときの黙示録の人々と同じくらい無垢なのだ。しかしながら、こうした生産活動は、確かに人類が行っているものである。沈黙は同意の印であり、そのうちのある者はそれを求めさえしたかもしれない。罪人《つみびと》たちを見つけよ……とは言っても、こうした変化の片棒をかついでいる者は数知れず、その各々がグループから金銭を受け取ったことを誇り、正当化することができる。「わたしのやっていることは、まったく瑣末なもので、みなさんがお求めになった進歩のほんのわずかな切れ端を目指すのが関の山ですから、よくご覧になれば、そこに目くじら立てるようなことは何もありますまい。」

一般的に言って、理解しやすいことだが、研究者が彼自身の倫理観に従って行動し全責任を負うと断言するなら、世論はこれを権力の濫用だと言って腹を立てる。一方、研究者がその行動の正当性を決定する外部機関の背後に隠れて身を守るなら、同じ世論はこれを責任放棄だと言ってやはり腹を立てるのである。研究者は、どうしてあるときは魔法使いの弟子の役を、またあるときは無責任な技術者の役を押しつけられるのだろう。まずまちがいのないところを言えば、研究者の努力の源である快楽原則が、いつも最後は、研究者の行動を制限しようとする社会の自己保存本能にぶつかってしまうからである。とはいえ、いかなる苦情も出ていないときに、どうして罪人を探すことができるだろう。しかも、その技術ゆえに過ちを犯した特定の専門家に対する苦情ではなく、進歩と名づけられるものに対する全面的な異議申し立てがないのであれば。

あらゆる発見、あらゆる科学技術的成果は、発明当初その実用化が受容不可能と判断されたとしても、われわれが進歩と呼ぶものを構成する不可欠な要素である。つまり、それは、知の領域を補足する前進哨であり、さまざまな技術一式に追加されたもう一つの武器である。おそらく、研究者はだれよりも、この進歩の意味と効力を疑っている。彼は、発展というものが直線的なものではなく、あるときは指数関数のような曲線を描き、またあるときは一時的な袋小路へと脱線するのを知っているからである。また、彼に解答が与えられるときはいつでも、それはとりわけ新たな問いが生じるときでもあって、そんなときめまいが彼を襲うのをよく知っているからである。またさらに、自分の仕事が実用化されるのを見ても、彼が自ら創り出したはずのより良い生活が、はっきり見えてこないからでもある。研究者が倫理委員会の助けを求めるとしたら、自分の責任を逃れるためではなく、その責任の及ぶ範囲を見積もるためである。さまざまな技術が氾濫しているのは、そうすることを社会全体が選択したからであって、研究者たちはその社会の前哨を務めているだけなのだ。あたかも事態は、個々の人々が、自らにあるいは専門家に課したふりをしている倫理的な問いかけに対して、自らもうすでに無意識に答えてしまったかのように、進行している。これは、アルコール中毒者が、彼をつけねらう肝硬変を恐れているにもかかわらず、もっと酒を要求するのに少し似ている。技術革新は一種の仕掛け爆弾のようなもので、自己正当化するにあたって、渦巻き状に破裂していく。それは、時間をかければ制御することもできたであろう当初の計画に限定されることなく、不変と思われる道徳によって序列化された等級に従って、ばらばらに分けることもできない。技術革新は、人間自身が発明したという事実を強みにして、人間世界に食い込んでいく。それは、親しみやすいものであろうと、恐ろしげなものであろうと、ますますその歯車の数を増やし、ますますその歯車を複雑化しながら、地歩を占めていく。一歩進むたびに、技術革新は道徳の臭気を漂わせる。技術革新の進んだあとに残された足跡は、われわれがそれに同意した、それに慣れた印であり、この一歩一歩には、次に来るべき一歩が生み出す発展が、いやおうなく含まれているからである。可能性の領域で、実際に目の前に具体的な証拠が示されると、われわれが抱いている倫理観そのものが変わってしまう。そのせいで、今日の技術者が未来の哲学者に影響を与えるということが起こる。したがって、社会的な規制を効果的なものにしようとするなら、どうしてもそれは、研究の実用化の段階ではなく、研究が発生した段階で行う必要があるのだ。

しばしば理想化されて、科学と呼ばれてきたこのゲームの残した跡を、進歩としてではなく、単に獲得された知識として客観的に定義するほうがよい。マウスが子供を産むように、獲得された知識は指数関数的にまた新しい知識を生み出す。これらの知識は図書館を充たし、学生の脳みその中にひしめき合い、その中でもいちばん人目を引くものはメディアの中を跳ね回る。ある文明が自分の姿を確認するところは、もはやその生きる知恵ではなく、こうした知識の分量においてである。もっとも、こうした知識のおかげで、われわれの苦しみが軽くなったり、喜びが増したり、自由を勝ち取ったり、またわれわれの創造力が開花したりするかどうかは、保証の限りではない。つまり、それが進歩の称号に値するかどうかは、まったく保証されてはいないのである。性生活や家族といったもっとも親密な人間関係に、人工的な援助が忍び込むプロセスは、規格化のプロセスと一致する。現代社会はありとあらゆる種類の異常者のカタログを作り、その中の一員である病人は、正当な異常者とされる。われわれはみな、病気社会が現実に生み出した、あるいはでっちあげた正当な異常者であったか、あるいはこれからそうなるのだろう。病人である以前に「患者」と名づけられるわれわれは、普遍的医療体制を確立することについては、意見が一致しているからである。それどころか、われわれはそれをあたかも一つの権利であるかのように要求しているのであり、この権利はいずれ不死の権利になっていくことだろう。

危険性と有限性を常に今よりもっと否定しようとする点で、われわれの文明はまた自己保存の文明でもある。すなわち、人工器官で補強し、薬をたらふく詰め込んで、できるかぎり永く肉体を保存しようとする文明だ。遺伝子を相続させることによって自分自身を複製したいと思うのは、生物学的に見て、異端邪道と言うべきである。ある個人の染色体の半分が両親それぞれから来るのは事実だとしても、この「半分」がとりうる可能性は無限に存在する。それほど、一生にわたって生産される配偶子は、互いにみんな異なっているのである。子供の真の遺伝的両親は、確かに予測しがたい二つの配偶子なのであって、それを排出する宝くじ発券器官でもなければ、この器官をもっている個人でもない。したがって、遺伝的な永続性を求めるならば、この自分自身の肉体そのものが永遠性に値するのだ、と主張するのと同じことになる。とどのつまり、これは、だれもが忌み嫌うと言い張るクローニングへの願望を、各人自ら告白していることになってしまうのである。

肉体の延命と同時に、文明人は、各人が満足するまで欲望をもち続けることを要求する。他人の予測不可能なすばらしい欲望のことではない。哀れでわがままな、援助されたい、病人になるまでは患者でいたいという、正当と認められるようになった欲望のことである。こうした発想は、人生に立ち向かう以前に隠退してしまいたいという願望をのぞかせ、自ら好んで既得権益と化した平凡な人生を望み、存在の危険に対する不合理な保障を声高に要求する。不安がはびこるところならどこでも、安全をもたらしてくれる二つの糧は予防と援助である。この二つを併用するやり方が、車のシートベルトと障害年金を、予防接種と抗生物質を、避妊と中絶を、子供を産む権利と医療的補助生殖を結びつけるのである。科学技術にその力があるなら、どうして永遠に生きる権利とクローニングや冷凍保存を結びつけていけないわけがあろう。ここでもまた、われわれの患者社会が、個人の自己保存と安全確保に努めながら、同時に技術による変化を主張することによって、将来の不確かさを告白していることに気づくのである。あたかも、各人がこのうえなく高慢な幻想を抱いているせいで、人間全体が社会的動物としての自らの集団的な条件を否定するようになってしまったか、あるいは、個人それぞれの未来とその種に共有されているはずの未来とのあいだに、断絶が宣言されたかのようなのだ。というのも、人間の未来が、全災害保険によって管理されているような社会、生まれたときから死んでいるような社会にあるなどという考えを、受け容れてはならないからである。そんな社会に生きていると、若者たちは想像力を警戒し、大人たちは老年のはるか以前から早々と隠退して自分の身を守り、老人たちは、もう自分自身の死を先に延ばすこと以外、他にすることがなくなってしまうのである。

科学的言説が、自然を征服するにあたってあらゆる限界をなくすべきだと主張し、平穏無事を第一とするイデオロギーが、何かを失う不安まで打ち負かすことを要求したとしても、どうしても何らかの許容限度を設けるか、技術を制限しないわけにはいかないだろう。ユートピアにも限界がなければならないのだ。

科学技術の発展がこのようなレベルを越えると、進歩より先に人間は隷属状態に陥り、逆にさまざまな悪影響をこうむるように思われる。しかじかの人工的な介入を正当化する欲望の限度を定めることが必要だろう。どこまで人間を修正してよいのか明らかにするためには、人間とは何なのかを定義する必要があるだろう。しかし、だれもが知っているように、急速に前進する科学主義のイデオロギーのせいで、わけがわからなくなっているわれわれの頭脳では、このような考察は不可能なことだ。われわれは、単発的にしか考えられない技術者に成り下がってしまったのである。

科学の危険について考察する者たちは、研究者の帽子から出てきた驚くべき小動物を一匹ずつ捕まえる。その各々がこの動物を解剖し、われわれが共有している世界についての各人の職業的な見解に従って、その動物を押し込める囲いを提案する。それゆえ、雄弁な演説がいくつか肩を並べて提出されても、互いの意見が実際に一致することはない。異なる種を分類しようとするかのように、それぞれの小動物に関して、さらにいくつもの章がたてつづけに書かれる。倫理が、小動物それぞれに一つの籠をデザインする細分化されたモラルと化してしまったからである。にもかかわらず、この小さい連中は同じ一つの巣から生まれた兄弟たちなのだ。こうした考察をする同じ医者たち、法律家たち、聖職者たち、そしてそれ以外の人々も、砂漠のライオン狩りの原則に従って、いい発見と悪い発見との選別をすべきだと言う。つまり、倫理の大きな篩《ふるい》を与えられた委員会は、われわれが発明した分泌物の砂を篩にかけて、進歩のいちばん美しい猛獣を見つけ出したなら、続けざまにそれを欲望のエンジンに投げ入れればよい。ふるい残された屑は、きちんと形を整え、一山に積み上げておいて、あとから必要なものを取り出せばよいというのである。この原則が見落としているのは、キメラだの、形の定まらぬ怪物だの、地球外生物だのといったこのうえなく奇怪な動物たちが、われわれをもっとも魅了することであり、またこうした動物たちは、屑として除かれたときでさえ、互いに予想もつかない融合を行うことによって、動物誌の図書目録を増やし続けることである。しかも、その原則は、何も存在していなかった砂漠を、役に立たない生き物でいっぱいにするために、人間たちが分かち合ってきた膨大な努力のことも忘れている。なぜなら、人間たちが、ますます多くの個人を動員しながら、さまざまな発明を創造し、試験し、管理し、実用化してきたにもかかわらず、たいていの場合、こうした発明が人類の繁栄に敵対するものだったという事実には、少しもばかげたところはないからである。

人間の歴史やその日常生活にとって、技術がどんな意味をもつのかという根源的な問いを一度も発してみたこともないくせに、どうしてさらにいっそう多くの技術を生み出そうとするのだろうか。この政治的近視眼が明らかにしているものこそ、進歩というイデオロギーの大勝利であり、より特徴的には医療というイデオロギーの大勝利である。しかし、技術の生産はまた、知と経済の国際競争に組み込まれてもいる。健康産業の分野では、技術が経済的な目的をもたないときでさえ、それを利用することがその市場の法則に合っているなら、それぞれの国内でその需要を喚起することがある。ひとたび保険の給付が保証されれば、個人にとって保険の利く治療に頼るほうがそうでない治療より安くつくからだけではなく、科学技術が完全にその国の文化遺産に組み込まれると、それぞれの社会は、その社会固有のものとしてその技術革新を所有することを願うからである。かくして、われわれのかたわらで、人類の残りの大部分が、日増しに深刻化しつつある低開発状態に甘んじている一方で、われわれ金持ち国は、コンピュータの九〇％、人工生殖センターの九九％を独占し、さまざまな欲望の対象を手に入れることに興じているのである。

確かに、研究を遂行するためのわれわれの恐るべき潜在能力を、別の目的に使うこともできるだろう。根本的な悲惨がなお存在しているからである。こうした悲惨がわれわれに見えてくるのは、動物たちがそれを共有しているときである。飢餓、砂漠化、風土病といった悲惨から抜け出したいという止むに止まれぬ必要は、われわれが勝手に作り上げる必要とは性質を異にしている。おびただしい人々が非人間的な状態に見捨てられている限り、地球の成り上がり者たちの選択の余地は、二つに一つしかないだろう。すなわち、この不幸を無視するか、さもなくばこれと闘うか。成り上がり仲間のうわべだけの兄弟たちとの競争にうつつをぬかしている限り、われわれは必然的に無力たらざるをえない、つまり、無視を続けるしかないのだろうか。ある人間と別の人間の価値が等しいというのが真実なら、別の選択が可能なはずだろう。ここに真に恥ずべきことがあるとしたら、それは単に、われわれとは別の世界がそれを使えば人間の尊厳を取り戻すことができるだろう活力を、われわれがこうして浪費していることだけではない。たぶんこちらのほうがもっと深刻なことだが、それはまた、われわれが発明したこけおどしのいくつかが失敗に帰して、ぬぐいがたい傷痕を残しても、それを災難ととりちがえるほど、われわれが心安らかに一片の良心のやましさも感じていないことなのである。

補助生殖や、工業・農業科学技術や、コンピュータの導入は、技術的進歩の宗教となっている共通のイデオロギーから発している。安全に不安がある原子力発電所を信用しながら、あるいはコンピュータにうっとりしながら、同時に受精卵医療に不安を感じられるわけがない。安楽を公然と追求することは、技術革新の実際の原動力となるのではなく、技術革新を取り返しのつかないほど前進させてしまうのである。どんなに短い休息もわれわれの競争相手の猛烈な進歩と比べて、技術的な遅滞、おそらく取り返しのつかない遅滞とわれわれに見なされてしまうのなら、「立ち止まって考える」などとどうして言うことができるだろう。マルグリット・ユルスナールが言うように、「世界を作ろうとする欲望は、その意味をつかもうとする欲望より強い」のである。これからやって来る世界は、競争に残るために闘う国々と、もうすでに打ち負かされた国々とに分割されるのだろう。そして、敗北した国々は、われわれが悪臭芬々たるロマンティスムの重荷を下ろしに行くための、民俗的なものの倉庫になるのかもしれない。

われわれが作っている歴史の意味をつかむ唯一のチャンスは、国際的な主意主義、一種の知の統合主義《エキュメニスム》にある。わたしが呼びかけたいのは、進歩の観念そのものの革命的なモラトリアムであり、科学的功績の拡散防止に世界が一致することである。こうしたからといって、後ろに逆戻りすることにはならない。すべてが止まっているので、もはや前に依拠すべき基準が何もないからである。経済動向の圧力から初めて自由になって、ただひたすらまっすぐにあらゆる場所を占めている仕掛けを見つめるのだ。精神が焦点を合わせ、観察し、分析し、消化できるまで、十分長い間見つめるのである。そして、穏やかにそれについて話し、議論し、意見を表明する。そんなときこそ、ユーモアに場所を与えてやらねばなるまい。もし各人がただの人間にすぎないのであれば、人間の未来に判定を下すことは、おいそれとできることではないのである。結論を出すときがやって来る。サジを投げる者たちがいる。どちらともとれる言い方をする者たちがいる。しゃべるのは後回しにして、年代物のボルドーを味わっている者たちがいる。いちばんいい意見が勝つなら、そのときこそわれわれは知るだろう。なぜわれわれはどうしても死ぬのか、そして、なぜわれわれの子供たちがある決まったやり方で生きているのか、その理由を。

　これは、政治的な真剣な賭けへの呼びかけであった。しかし、あなたはおっしゃる。「そんなヒマはありませんよ。遊ぶヒマもないくらいなんですから……、考えたりするヒマなどあるわけがありません。」また、あなたはこうも言う。「そのために任命した政治屋がいるではありませんか。こっちの政治屋に反対する別の政治屋だっていますしね。もっとも、このテーマだけは別ですが。つまり、技術の進歩こそ人間の未来への唯一(原注)のチャンスだという点では、どの政治屋も意見が一致していますからね。」あなたはこれをコンセンサスと呼んで、この満場一致を強調する。あなたは、電気を信じなかった者たちについてだれもが知っている格言を引用し、医学のおかげでおじいちゃんがどれだけ救われ、病院で寝たきりになっていられたかを引き合いに出し、まだハンバーガーも食べ終わらないうちに、行かねばならないことを詫びるのだ。わたしの呼びかけは一瞬の知のユートピアへの呼びかけだったが、このユートピアの前には長い投げやりの期間がある。この投げやり状態が長く続けば続くほど、臆病さも長く続くものだ。おっしゃるとおり。勝ちを占める論理はわたしの側にはない。ただし、勝ちを占める論理がどんなに立派に見えるとしても、それは、その論理の王様が自ら出口をふさいだ袋小路の中だけの話である。すでにがっくり値打ちの下がったわたしの呼びかけに期待することはあと一つしかない。願わくば、そこから、避けられないものと望ましいものとのあいだにある、生きることに不可欠な微妙な差異が立ち現れんことを。

（原注）科学研究に充てられる予算の大半は、エネルギー目的か軍事目的なのだから、こうした混同を利用するのは政治屋の戦略のうちである。研究というものは、矛盾のない均質な進歩をもたらすものとされるのだ。そういうわけで、大当たりをとった技術屋は、国家プロジェクトのお墨付きをもらうようになるのである。

数千年の時間も、大陸のちがいも越えたところに残された人類のこれまでの足跡は、やはりすばらしいものである。しかしながら、基本的な、補足的な、変異したあるいは変質したFIVÈTEによって、またさらに、情報科学や、ロボット工学や、データ通信や、キャッド・キャム（CAD／CAM）によって、要するに、浪費したならさぞ楽しかったであろう時間を節約することによって、人類は根底から変貌しようとしている。その考え方、行動のしかたから見るなら、百年後に生きている人類は、われわれがホモ・サピエンスの最初の代表とちがうのと同じくらい、われわれとちがったものになっているおそれがある。にもかかわらず、多くの人々が、人間どうしが混じり合い、ヨーロッパ人が南から来る外国人と同化したあげく、退化するのではないかと心配している。何というお笑い草だろう！「人種」が融合すれば、人類が豊かになると思うどころか、現代の人間どうしの差異を恐れて、現代の人類全体とその直接の子孫たちとの差異のほうは、心配さえしない人々がいるのである。人間の多様性よりも、機械の厳密さに魅力を感じる人々にとっては、白人のロボットのほうが、黒人のロボットより魅力があるとでもいうのだろうか。

人類は死にかけている。われわれのあとに生き残る者たちは、文化的にわれわれとは比べようもない者たちになると思われるからである。この自殺は決意したものではなく、人類全員が加担しているコンセンサスから必然的に生じるものだ。このまま人類が生き続けようとするなら、前に進む以外、他に方法がないからである。このとき、われわれの終末を倫理的に制御することが重要な課題になる。まだ合意に達していないもののうちで、これ以上重要なものはないからであり、まちがいなく、これからの可能性によっては、この制御が働く余地があるからである。倫理とは、科学のケーキの上にしばしばまき散らされるあの不格好なクリームではない。それは、今日の人間と未来の幽霊と化した人間とのあいだの調和を求める場所である。それは、われわれの錯乱を制御して、これからのわれわれの姿を決めるものなのだ。さてそうなると、われわれが行ってきたご大層な議論は、これまでのわれわれの才能にふさわしく、未来に立ち向かおうとすれば自らの文化を否定しないではいられない民族の、無益な大言壮語にすぎなかったのだろうか。これは当たってもいるし、まちがってもいる。この問いかけは、われわれがこれからなろうとしている定義しがたい存在が、あとに残す遺産にも及ぶだろう。わたしは、ホモ・ビオエコノミクス（生物経済人間）が、自分のコンピュータの画面で、ホモ・サピエンスの遺言のちょうどこの部分を解読している姿を想像する。わたしは、こいつの顔に浮かんでいる見せかけだけの軽蔑をそっくりお返しして、後悔だけはそのままに残してやる。ところが、何と、われらがミュータントは涙一つ流せないようにできているのだ。人間性の残高が、そっくり人間の思い出のほうに繰り入れられるのは、そう遠い日のことではないのである。

〈参考〉　真正基本版　ＦＩＶÈＴＥ

わたしは、知が生きる力を与え、喜びをもたらすものであってほしいと思う。わたしは、知を材料にして、肉体と家を作りたい。知は、飲んだり、食べたり、ゆっくり歩いたり、愛したり、死んだり、ときには生き返ったりすることを助けるものであってほしい。わたしは、知のシーツにくるまって、眠るのが好きだ。知が、わたしの外部にあってほしくないのである。さて、知がこうした生命力を失ってしまったからには、知から解放される必要さえ生じてくるだろう。

ミシェル・セール『五感』

医学的適応

本来のＦＩＶÈＴＥ《フィヴェット》とは、女性の体外で卵子と精子の出会いを可能にし、次にその一～三日後、そこから得られた初期の胚をこの同じ女性の子宮に入れ、そのまま成長させてやることである。この方法は不妊症夫婦に適用されるが、たいていの場合、その原因は女性の側にある。たとえば、何らかの障害によって配偶子どうしの出会いが妨げられていたり（卵管不妊症）、ごくたまには、精子が女性のからだの中で破壊されたりすることもある（免疫学的不妊症）。しかしまた、ＦＩＶÈＴＥは、正常な精子の数や生存率が十分でない場合のように男性に原因のある不妊症や、今なお原因不明の不妊症を治療することさえ可能である。この最後のケースは、夫婦の双方が、現在使用可能なすべての検査で正常な結果を示しながら、二人では妊娠に至らない場合である。

図1が示すように、ある夫婦の妊娠率の検査は、女性に対しては、とりわけ生理解剖学的性質のものであり（生殖器の形状と排卵の間接的要因——体温曲線やホルモン学——の検査）、一方、男性に対しては、とりわけ細胞学的な性質のものである（射精された精液の検査）。こうしたちがいは、両性が性的に独自の機能をもっていることから生じている。女性の生殖機能は周期的にはたらくが、一方男性は連続的である。そのため、女性では、それぞれ、前の月経から排卵までの期間、排卵から次の月経までの期間を分けて、分析することが重要になる。さらに、受精は女性の体内で行われるので、卵子や初期の胚は、体外受精の回り道をしないかぎり、詳しく調べることができないが、一方、精液は容易に入手して分析可能である。

もちろん、ＦＩＶÈＴＥは、夫婦のどちらかから図2で説明されている障害の一つが発見されたときでも、ただちにその適用が指示されるわけではない。説明のつかない不妊症や男性側の生殖力低下が見られる場合には、十分慎重に判断することが重要になる（夫婦が子供のできない期間はどのくらいか）。もっとも、この不妊症という概念そのものが、絶対に客観的なものではありえないし、「不妊症」とされた夫婦が、ＦＩＶÈＴＥを試みる前や試みた後の月経周期で、自力で妊娠に成功することもあったのである。卵管に原因のある女性の不妊症のケースでは、卵管の外科的修復が効果的でありうるが、明確に解剖学的な適応症のいくつかを除けば、ＦＩＶÈＴＥは外科的治療に十分対抗できる。卵管形成術の専門家の大部分が今日認めていることだが、複雑な外科的行為をともなう彼らの手術によって瘢痕組織（癒着）が形成されるせいで、ＦＩＶÈＴＥに助けを求める最後のチャンスが奪われる危険があるのである。女性が精子に対して抗体を作っている場合、男性配偶子は、女性生殖道に接触すると、すぐに凝集してしまうことがある。比較的まれなこうしたケースでは、ＦＩＶÈＴＥがその唯一の治療法になるようである。この方法を用いれば、精子は女性の組織と出会うことがなく、卵胞が障壁となって血液成分から保護されている卵子も、問題の抗体をもたらさないからである。しかし、はっきり言っておかなければならないが、男性の体内に精子に対する自己抗体があることによって引き起こされる男性不妊症については、ＦＩＶÈＴＥといえどもききめはない。こうしたケースでは、精液の採取後、すぐに男性配偶子は凝集してしまうのだ。特殊な採取技術を用いてこの凝集を抑えることが可能なので、こういうときは、女性パートナーに人工授精を行うのがもっとも簡単な方法になる。

生殖に関するこうしたすべての障害の治療として、ＦＩＶÈＴＥの適応が決められる前に、充たされなければならない条件がいくつかある。まず、ホルモンの刺激によって卵胞が十分に発達している必要がある。それゆえ、自然な状態では排卵が規則的でない場合、「術前検査」の月経周期でホルモン刺激処置を一回もしくは数回行って、卵巣の反応を確かめることになる。子宮が正常であるか、卵巣から卵子が得られるかを確認することも欠かせない。ある種の患者、とりわけ外科的処置を何度も繰り返した患者では、組織の癒着が生じて、生殖器官と消化器官がくっついてしまったために、ＦＩＶÈＴＥ用の卵子の採取が不可能だったり、あまりに危険すぎて断念せざるをえないことがあるからである。その他のＦＩＶÈＴＥの適応症はなお研究中である。なかでも、欠陥のある精液をどこまでＦＩＶÈＴＥに用いるべきかは結論が出ていない。知られているかぎり、卵子に入り込む精子はたった一つだが、一回に射精される精液に、最悪でも数匹しか明らかに受精能力のある精子が含まれていないなどということは例外的である。だからといって、適切な数のこうした配偶子で卵子を試験管内で授精させようとしても、精液全体に含まれる精子の平均数が正常値より低いときには、受精する可能性はぐんと下がる。ある種の男性不妊症の場合、直接卵子に一匹の精子を注入する（本書一一〇ページ参照）ほうが効果的なのか、結論を出すのはまだあまりに早い。

最後に、厳密な医学検査とは関係のない理由で、その夫婦を拒絶することがありうる。ときとして、パートナーどうしの心理状態から見て、出産を医学的に手助けすることが正当化されないように思えるときがある。さらに、このほうがもっとよくあることだが、女性患者の年齢が三八歳から四〇歳に達しているために、受精卵の染色体に異常が生じる恐れが高いときである。胚に異常が生じる確率は、母親の年齢とともに高くなることが知られているのである。しかしながら、卵母細胞の「老化」がもっともよく起こる異常の原因かどうかは確実ではない。もし、卵管の状態に何らかの変調があるせいで、受精の際に染色体に支障が生じているのなら、体外受精を用いることによって、逆にこの支障を取り除くことができるにちがいない。FIVÈTEの使用を断念させるこうした原因は、明らかに深刻なものである。そのせいで、不妊症夫婦の計画が、決定的に挫折することになるからである。FIVÈTEの使用は、臨床記録のうえで他の条件がどんなに整っていても、待機リストの順番を重視して基本的に行われる。それゆえ、かなりの数の不妊症夫婦の申請は、拒絶されたり、先延ばしされたりする。もっとも申し込みの多いFIVÈTEチームがこうした態度を取っているため、申し込む側では個々のケースに従って、その収容能力と成功率の評判を勘案して、申請先を決めなければならないのである。

当初、卵管に原因をもつ女性不妊症の治療を可能にする方法であったFIVÈTEは、次に、男女を問わずそれ以外の身体的障害に適応を広げ、説明のつかない不妊症のケースでもある程度の成功を収めさえした。こうした「謎の」不妊症のいくつかは心理的なものが原因になっているにちがいないとすれば、FIVÈTEのはたらきは、無意識が生殖に抵抗して設けた障害物を壊すことに似てくる。パートナーの双方が（現状の診断方法によれば）完全に正常にもかかわらず、二人では妊娠に至らない場合でも、FIVÈTEの技術が彼らの肉体の手助けをすると、ときとしてこの夫婦に子供ができることがある。こうしたケースでは、一部は女性から、もう一部は男性から作成された二部の医療記録は、子供をもっている母親と父親から得られる医療記録と何のちがいもない。そうすると、こうした夫婦にFIVÈTEの処方が決定されるとしたら、「夫婦」という実体の分析に基づいてなされるべきであり、夫婦を構成する個人を別々に分析してもむだということになる。とはいえ、こうしたFIVÈTEの処方は、とりわけ一定の不妊持続期間（一般的には数年）を確認する以外に正当化のしようがない。それゆえ、質的な差異（身体的な障害の定義を対象とする）ではなく、量的な差異が、「生殖能力のある」夫婦と「不妊症の」夫婦とのあいだに、また、生殖能力のある個人と不妊症の個人のあいだにも、介入してくる。このように不妊症を数量で表そうとするなら、どこまでを治療すべき不妊症とするのかという尺度の問題と直面せざるをえない。とりわけ、現在はFIVÈTEの成功率に限界があるからよい。FIVÈTEの有効性が高まるにつれ、この方法の援助を決定するために十分と見なされる「説明のつかない不妊症」の持続期間は短くなっていくだろう。そして、FIVÈTEが自然な妊娠能力と肩を並べる、いやそれを越えるようにでもなれば、きわめて短期間にどういう事態が生じるか危惧したほうがよい。新婚旅行から帰るとすぐに、医療の力を借りて子づくりをするなどということが、果たして必要なことだろうか。

FIVÈTEの過程

FIVÈTE《フィヴェット》の過程は患者の月経とともに始まり、残念ながらおよそ一〇人のうち八人は同じ状況でこの過程を終えるのである。多くの卵胞から成る卵巣の発達を促すために、さまざまな物質を患者に投与する。たいていの場合、二種類の促進剤を並行して使用する。クロミフェン（経口薬）は、正確な効能はよく分かっていないが、平均二〜三個の卵胞を成熟させる力をもつ物質である。hMG（*human Menopausal Gonadotropin*［ヒト閉経期ゴナドトロピン］）は、閉経後の女性の尿から抽出されたホルモン化合物で、そのはたらきは（筋肉注射による）、脳が自然の月経周期において通常行っているのと同じもので、卵胞の成長を誘発することである。この二つの物質を組み合わせると、卵巣に累積した作用をするので、hMGを多量に投与する必要はない。というのも、このホルモンに卵巣がどのような反応を示すかは予測しがたく、危険なレベルに達することもありうる（過剰刺激と言われる）からである。多量に使用する場合は、FIVÈTEの過程で投与を始めると同時に（図3参照）、卵巣の発達を厳重に監視する必要があるだろう。

さて、患者の夫婦は、医学的な処方を受けて、全過程の二〜八日目もしくは一〇日目までは自宅治療の期間だが、その後からFIVÈTEチームが行う検査が始まる。また、FSH（*Follicle Stimulating Hormone*［卵胞刺激ホルモン］）を使って、卵胞の成長を誘発することもできるが、FSHは脳が少量分泌する物質そのもので、自然の月経周期では、卵胞を一つだけ成熟させる。こうした促進物質のはたらきは、通常排卵されるべき卵胞に加えて、余分な卵胞を卵巣から集めることにあるのではなく、自然な状態では退化してしまう多くの卵胞を、排卵に至るまで確実に発達させることにある。すなわち、月経周期の最初の数日間は、同じような卵胞がいくつか現れる（両方の卵巣で約五個から八個）が、その中の一つだけが、この時点では見分けがつかないものの、排卵まで成長するようにできているのである。それゆえ、この卵胞の兄弟たちを、退化が始まる前に救出しなければならない。そのせいで、この処置はＦＩＶÈＴＥの過程のごく早いうちから行うのである。また、お分かりいただきたいが、刺激される卵胞の数がときに多くなることがあっても、この処置の結果、卵巣内の卵胞のストックが尽きてしまうことはないのである。

女性の患者は、たいていの場合、ＦＩＶÈＴＥの過程の一〇日目から一一日目に入院して、二重の検査を受け、処置に効果があったかどうか判断する。一回の採血で、主として卵胞が分泌するホルモン（エストラジオール）の量を検査することができ、一方、超音波断層検査によって、二つの卵巣に現れた大きいサイズの卵胞の数が判明する。最低限のエストラジオールが、各々の成熟した卵胞から分泌されていることが認められれば、ホルモン量の検査結果の解釈は、超音波断層検査の際に発見された卵胞の数を考慮に入れて行われるだろう。実際には、朝採取された血液のホルモン量の結果が出るのは、同じ日の夜になってからである。このとき、卵胞の成熟が十分でないなら、ホルモン刺激処置を続行する決定がなされ、卵胞が十分ホルモンを分泌しているなら、排卵のプロセスを開始する決定がなされることになる。

排卵は、また別のホルモン、ｈＣＧ（*human Chorionic Gonadotropin*［ヒト絨毛性ゴナドトロピン］）を使って、開始される。このホルモンは、ヒトの胚の分泌物で、妊娠中の女性の尿から抽出される。このホルモンは、卵巣が脳に送るホルモン情報（エストラジオール）に反応して、脳が通常卵巣に送る信号（ＬＨ＝*Luteinzing Hormone*［黄体化ホルモン］の放出）を模倣する特性をもっている。問題は、脳の信号が送られるのに先んじ、なおかつ卵巣の組織が反応できるような状態になるまで、あまりに早く手術をしないようにすることである。というのも、もし自律的に（脳の信号によって）ＬＨが放出されて排卵が開始されるのを待っていたら、成熟した卵子を採取する瞬間を正確に決定できなくなってしまうからである。卵胞が破裂して、卵巣の外に卵子が自然に放出されるのは、脳の信号（LH）によって引き起こされるにせよ、注射（hCG）によって引き起こされるにせよ、排卵プロセスの開始後三七〜四〇時間のあいだである。どうしても成熟する瞬間に卵子を採取し、なおかつ卵巣から卵子が追放された後で手術する危険を避けなければならないので、卵子の回収は、hCGによる排卵プロセスの開始後三四〜三六時間のあいだに設定される。したがって、たとえ同じ日に複数の患者の手術があっても、各患者一時間ずつずらしてhCGを注射すれば、手術の時間の予定を組むのは容易である。実際には、都合のいい日の夜九時から一二時のあいだに排卵プロセスを開始し（hCGを注射し）、翌々日の朝八時から一二時のあいだに卵胞を穿刺して卵子を採取する。

われわれのチームは、最近新しい方法を開発し、卵胞の穿刺を行う日の予定を数週間前もって組むことができるようになった。卵巣を刺激する処置の前に、丸薬を服用して、卵巣の活動を比較的休止した状態にするのである。外科手術は、丸薬の服用をやめてから一二日後に行われるが、この期間卵巣は標準的な処置によって刺激されるものの、ホルモン検査や超音波断層検査はいっさい行わない。したがって、手術の日を決めさえすれば、処置のスケジュールは逆算して計算することができる。いちばん意外だったのは、この方法を使っても、より手間も費用もかかる従来の方法と同じ成果が得られたことである。こんなふうに、月経周期のなかではたらいている生理学的現象について、完全に理解したと信じていたことが相対化されることになる。もっとも、こうした理解は、日常的な機能検査の学問的な分析によって支えられていたはずなのだが……、この計画的な排卵方法は、患者にとっても、FIVÈTEチームにとっても、そして社会保障にとっても、多くの利点がある。とはいえ、出産のプロセスがますます道具化していることを思い起こさないわけにはいかない。今や、「繁殖制御」という口当たりのよい略称で知られる家畜群の生殖方法が、人間に適用されているのである。実用的だの、経済的だの、効率的だの、未来の人間の生殖制御は、いささか新製品の洗剤のような香りがするのだ。

今のところ、卵子を採取するにあたって、主として二つの方法がある。どちらの場合も、大きな穿刺針を各々の成熟した卵胞に連続して入れる。この卵胞の中身（卵子を運ぶ約五㎤の液体）は、注射器か真空ポンプを使って吸い取られ、ただちに実験室に運ばれる。穿刺すべき卵胞を見つけるためには、全身麻酔をかけ、卵巣を腹腔鏡検査法で観察する。この光学器械（腹腔鏡《セリオスコープ》）は、へそから入れられて、卵胞まで穿刺針を導くことができるのだ。この方法は、ある種の腹腔鏡手術が局部麻酔で行えるようになって、負担が軽くなった。これにより、全身麻酔の禁忌を回避でき、また、とりわけ手術した女性が入院しなくともよくなるからである。ＦＩＶÈＴＥは、ますます昼間の病院で実施されるようになってきているのだ。そして、第二の方法だが、この方法は、全身麻酔も、腹腔鏡を腹部に入れることも必要とせず、超音波断層撮影機で監視することによって、卵胞まで穿刺針を誘導する方法である。これを用いれば、患者それぞれの卵巣の位置に応じて、異なる通路から穿刺針を腹部に導くことができる。たとえば、腹部を通してもよいし、膣の行きどまりを通してもよいし、尿管から通してもよい。この二つの方法のどちらかを、女性の希望や腹部の解剖学的な状況を考慮に入れたさまざまな理由に従って、それぞれの患者に使い分けることができる。

卵子の採取を行う一二日前に、配偶者は精液培養、つまり、決して無菌状態ではない精液の細菌検査を受けなければならない。細菌の濃度が低いときは、そのほとんどが精子を準備するあいだに死滅し、残った細菌は、培養液に含まれる抗生物質によって、効果的に殺菌されると見なす。もし細菌が大量に発生しているなら、その男性に抗生物質の投与を指示することになる。しかし、細菌の濃度がきわめて高いときは、感染が治癒するまで、FIVÈTEの処置は延期されることになる。

試験管内の段階（本書一五九ページ参照）を終えると、胚移植にとりかかるが、大部分のチームはこれを卵子の採取の二日後に行う。しかし、この移植は、三〜四日の培養を経て行われることもあるし、たった一日で、つまり胚の第一分割前に、受精卵を子宮に戻すことさえできる。たいてい、試験管内で得られた胚はすべて子宮に移植される。六つの胚を移植して五つ子の誕生が報告されたのは、こうした事情による。こうした状況は、とりわけ産科的観点からみて、きわめて好ましくないので、われわれは、子宮に戻す胚の数を、最大でも三つに制限することにした。移植は自然な通路から行われる。膣からカテーテル（柔軟なプラスチック製の管）を入れ、その中に入っている一つないしは複数の胚を、ごくわずかな量の培養液とともに、子宮腔へ送り届ける。単純な処置ではあるが、これには、大変な細心さと、患者の緊張をうまく解くことが必要である。患者は、移植に際して、数分間婦人科特有の体位を保って、身動きしてはならない。われわれが明らかにしたところでは、胚移植を終えた後、ときとして反射的な排出が起こることがあるが、この現象は比較的まれで、移植直後に限られる。患者がその日に帰宅するとき、採血を行う指示が告げられるが、これは胚の活動のしるし（受精後一一日目から検出可能になる胚のｈＣＧの分泌）をいち早く検査するためである。この採血によって、「黄体化ホルモン相の質」、つまり排卵後の卵胞が変化してできた卵巣分泌腺である黄体から出るホルモン（エストラジオールやプロゲステロン）の分泌量を検証することもできるだろう。こうした分析をどれだけ行っても、治療の結果を左右するわけではないが、それによって、たとえ数日にすぎなくとも、胚が生きたことが分かったり、また不適切なホルモン環境のせいで妊娠に失敗したことが明らかになったりするのである。こうした結果は体温曲線によって補完される。失敗が明らかになれば、数カ月後にもう一度FIVÈTEを試みるために再登録しなければならないが、この機会に何らかの禁忌が発見された場合はその限りではない。

妊娠が始まると、二月目ごろ超音波断層検査によって確証が得られるまで、毎週ホルモン検査を受けなければならない。それ以後の医学検査は自然な妊娠と同じものになる。とはいえ、これは「貴重な」妊娠なのだから、母親は、最適な生育条件を確保するために、通常より多く休息を取るよう指示される。

胎児の染色体の質を検査するための羊水穿刺の指示は、今では特殊な状況（患者の年齢、家族の病歴、妊娠の異型進行）を除けば行われない。というのも、FIVÈTEによって生まれた数百人の子供について報告されている、重大な異常の発生率は約一％で、この数値は、自然な受精について知られている数値と比べて、同じかむしろそれより低いからである。

試験管内の段階

FIVÈTE《フィヴェット》の過程のこの時期に至って初めて、双方の配偶子の準備ができ、次に試験管内で（体外で）これを接触させて胚が得られ、二日後にはその分割が始まる。ヒトの卵子の体外受精とその胚の培養は、生殖器内部の物理的環境にできるだけ近い条件で行わなければならない。三七℃に調整された温度、暗闇、弱アルカリ性（pH＝七・三から七・五）、浸透圧は二八〇から二九〇ミリオスモル／kgくらいに保たれる。こうした条件は適切な装置を用いて確保される。当時われわれが置かれていた知的孤立状態にもかかわらず、FIVÈTE計画の当初から、例外的に確実な培養条件を実現することをわれわれは目指した。われわれの条件は、動物に用いられている条件とも、他のチームが人類でFIVÈTEを行っている条件（最終的には同じものであることが明らかになった）とも、かなりちがっている。

　産科の廊下を行き来しているうちに、わたしは、あの透明な「保育器」を発見して、興味を抱いた。新生児を中に入れて移動させたり、必要に応じて多少の期間彼らを温める保育器である。このような保育器の中に光学器械と付属物をいくつか入れるだけで、この器具はミニ研究室とも言える居心地のよい母胎に早変わりした。培養はプラスチック製の小さい試験管の中で行われ、その各々が光の遮られた温度調節装置《サーモスタット》付きの容器に入れられている。この試験管には、十分な量の栄養分を含んだ培養液（〇・五から一㎤）が入っており、ごくわずかの蒸発があっても、浸透圧は一定に保たれるようになっている。試験管には、常に混合気体が送られている。培養している細胞の代謝に役立つ酸素と、重炭酸塩を含んだガーゼと併せて培養液のpHを一定に保つ炭酸ガスである。この培養気体は、三種類の混合気体（炭酸ガス五％＋酸素五％＋窒素九〇％）を含む外部のボンベから送られ、保育器の内部に入るとすぐ、三七℃の蒸留水をくぐって洗浄を受ける。こうして、混合気体は温められ、加湿されるのである。次に、この気体は細い配管を通って、ひと続きの培養試験管を次から次へと一巡するが、この試験管にそれぞれ一つずつ卵母細胞もしくは胚が入っているのである。

　ヒトの卵子の受精と培養に利用される栄養分を含んだ培養液はチームごとにちがっているが、それによって結果に差が出ているようには見えない。培養液には、さまざまな濃度の多くの物質（アルブミン、無機塩、アミノ酸、ビタミンなど）が含まれており、伝統的には、使用時にヒトの血清が加えられる。フランスのチームは、メネゾのB2培養液を利用するが、その組成は、この生化学者が動物の牝の卵管の分泌物を基にして確立したものである。外国のチームが選ぶ培養液と比べて、B2は比較的「ぜいたく」で、受精卵の早期の活動内容にかなり重きを置いている。試験管内の段階は全体的にB2培養液中で進行するが、血清はまったく添加されない。これまでは、試験管内の短期間にヒトの受精卵の代謝に関する研究をしようとしても、受精卵が保育されていた培養液を後から分析する方法ではまったく不可能だった。この培養液が、血清に含まれる多くの物質によって、化学的な「汚染」をこうむっていたからである。したがって、受精卵が何を消費し、何を分泌したかを知って、代謝研究もしくは免疫学的研究を行うことがようやく可能になりつつあるが、こうした研究には二重の価値がある。胚にまったく危険を与えずに生命の始まりについてのわれわれの知識を増やすことと、可能性としては、子宮内移植の結果と関連があるかもしれない胚の活動の基準を確立することである。現在こうした分析を行うことがむずかしい要因は、主に、受精卵の体積(直径〇・一㎜の球)と比べて、これを収容する培養液の体積(およそその百万倍大きい)が不均衡なことによるのである。

図4は、試験管内の過程のさまざまな段階を示している。卵胞の中身を採取するとすぐに、吸い取った液体の入った注射器が保育器に入れられるが、体外で培養される二日間、卵子、次いで胚はこの人工的な母胎から出ないだろう。両眼用ルーペ(倍率四〇倍)で見ながら、培養器に入れられた卵胞液の中から卵子とそれを取り囲む多くの細胞から成る卵子を探す。小さなガラス・ピペットを使って、卵子とそれを取り囲む多くの細胞から成るかたまりを吸い込み、ただちにそれをあらかじめ三七℃に温められた培養液の入った試験管に入れる。この試験管には、患者の氏名と採取の順に卵子の番号が書かれたラベルが貼られる。次に、光の当たらない仕切りの中に置かれて、循環気体を受け取るのである。一〜六時間後、受精にとりかかる。ある人々によれば、この前保育期間に、卵子やそれを取り囲む細胞は何らかの最終的な成熟をこうむるそうである。しかし、卵母細胞が未成熟な状態で採取されるときだけは、前保育は有利にはたらくかもしれないが、もし、それがすでに成熟していて、授精前に老化の危険にさらされているなら、不利にはたらくことになる。卵母細胞を囲む

卵胞細胞は、卵母細胞の成熟状態を診断する邪魔になるので、試験管内授精にとりかかる前に「お好みの《ア・ラ・カルト》」期間を定めて前保育に頼るのは困難なのだ。

男性パートナーは、卵子の採取の数時間前に、その精液を放出するよう求められる。容器に自分で名前を書くことを求めるのは、いかなる取り違えも避けるためだが、とりわけ、だれの目にも明らかな父子関係の不安に応えるためである。放出された精液は、初めのうちきわめて粘り気が高いので、空気に触れて自然に液化するまで、約一五分待たなければならない。それから、射精物の一部（一般的に言って、二㎤あれば十分）の処置を始める。この処置には、連続した二つの段階がある（図4）。まず、配偶子の「洗浄」を行う。この作業は、精漿（すなわち、生殖細胞を運ぶ液体）を取り除くために行われる。これがあると、受精が阻害されるからである。自然な受精においては、精漿は子宮頸部のレベルにとどまり、子宮頸部は運動性のある精子しか卵管のほうへ遡らせないのである。精液を塩分を含んだ溶液で薄め、均質化した後で、準備がととのった試験管は、一回か二回軽く遠心分離機にかけられる。すると、細胞沈渣が得られ、そこには精液のさまざまな要素（生きている精子、死にかけている精子、死んだ精子、白血球）が含まれているので、第二段階では、生きている精子だけを選別する必要がある。この沈渣の上に培養液をそっと注ぎ、いちばん運動性のある精子が、沈渣を脱出して、栄養分を含んだ溶液の中へ泳ぎつくのを待つ。一五分から二〇分保温してから、表面に浮かんでいる培養液を採取し、顕微鏡を使って、運動性がより明らかに正常な精子の密度を推定する。

このときようやく、一定の数の精子を使って、待機中の卵子の授精にとりかかることができる。FIVÈTEの歴史の数年間で、この数は徐々に減ってきた（一㎤につき一〇〇万から四万へ）にもかかわらず、むしろ受精の成功率は、方法論的な改良の結果、高まった。したがって、現在では〇・五㎤の培養液に置かれた卵子一個を受精させるのに、二万匹の精子しか使わない。配偶子どうしの結合は、授精後数時間のうちに起こる。動物種では、雄性配偶子が受精能力を得るために必要な、精子の最終的な成熟（受精能獲得《キャパシタション》）が起こると説明されてきた。試験管の中では、精液の放出後三時間もかからずに卵子の中に入り込むことができるので、ヒトの精子の受精能獲得は、きわめて急速に生じる。培養液の中では、とりわけアルブミンがあるおかげで、受精能獲得は容易に実現されるのである。

受精卵は、授精の翌日になって初めて観察される。受精が起こったことをはっきり確認するためではない。信頼に足る検査を行おうとすれば、受精卵の未来を危うくする恐れがあるからである。ただ、精子を含まない新しい培養液に、受精卵を移さなければならない。徐々に精子が死んでゆくと、培養液の中に有毒物質を放つ恐れがあるからである。この操作を利用して、同時に受精卵の露出を行う。つまり、なおそれを取り囲み、次の日分割の段階を観察する妨げになる、卵胞から来た細胞を除去するのである。もっとも、受精卵が露出すると、すばやくその内部に核（もしくは前核）があるかどうか探しはする。もし二つ核が観察されれば、分割が起こるのが通例である。もし一つも核が見当たらなくとも、前核は受精後約二〇時間はしばしば消えてしまうので、たいていそのまま分割が生じる。もし三つ以上核が発見されれば、その受精卵は排除される。複数の精子が入り込むと、受精卵は異常な胎児に成長する恐れがあるからである。この検査を終えると、受精卵はただちに同じ条件の培養液に戻され、精子のいない栄養分を含んだ培養液の中で、体外二日目、つまり体外最後の日を過ごす。

胚の第一分割（二細胞期）は、受精後二五時間から三五時間のあいだ、つまり夜研究所が閉まっている時間に起こると思われる。それゆえ、ＦＩＶÈＴＥ患者の夫婦が不安にさいなまれながら待っていた評決を受けとるのは、やっと二日目の朝九時（つまり少なくとも授精後四〇時間後）になってからである。このとき、胚はふつう二個から六個の細胞を数えるが、分割期がどの時期であれ、分割している胚はすべて、妊娠をもたらす可能性がある。分割していない「受精卵」は保育器から取り除かれ、顕微鏡検査を受けて、失敗の原因（女性配偶子の未成熟、精子の侵入失敗、異常受精）を理解することに努める。もし複数の胚が一人の女性患者から得られた場合には、そのうちの一つないしは三つまでが子宮内移植のさいに、カテーテルの中に入れられる。万一さらに「余分な」胚が得られたときは、先に述べた冷凍―解凍の適切なマニュアルの考察（本書一〇〇ページ、「補足的な技術」参照）では処分することになっていたが、一九八五年四月から実質的に冷凍保存されることになっている。

費用と成果

FIVÈTE《フィヴェット》の治療手順において、患者の負担が徐々に軽減されたにもかかわらず、むしろその有効性は高まっていったことを、ここで強調しなければならない。初期の患者たちが一週間かそれ以上入院していたのに対し、入院期間は一日か二日、しばしばゼロにまで短縮された。排卵前のホルモン値検査に必要な採血の平均回数も、約五分の一になった。全身麻酔は多くの場合避けられる。このように、FIVÈTEは昼間の病院で行えるようになりつつあり、その費用は大幅に安くなった。現在全過程一回につき、約一万フラン〔一フラン＝二〇円として二〇万円。〕である。公共機関の外来では、無償が原則である。つまり、この医療行為は、社会保険によって（不妊症治療の名目で）全額が負担され、一方、研究所の費用は、後見機関（国立衛生医学研究所［INSERM］、大学、公的扶助）がまかなってくれる。保健省で進行中の調査は、FIVÈTEという生物学的行為を分類整理し、臨床行為と同じ条件で、社会保険の払い戻しに応じることを目指している。

FIVÈTEベビーの「平均価格」は、現在約一〇万フラン［二〇〇万円］（全体の成功率がほぼ一〇％なので）だが、数年後には三分の一になるにちがいない。この見積額は、医療行為がさらに軽くなり、入院がほとんどなくなることを計算に入れている。またこの額は、処置のそれぞれの段階で、とりわけ胚の凍結保存のおかげで、さらに効率がよくなることも視野に入れている。最後に、FIVÈTEの過程における検査方法に、根本的な見直しが始まっていることが挙げられる。この見直しによって、ホルモン検査と卵巣の超音波断層検査を省き、なおかつ、かなり前から手術日の計画を立てることができる。こうして、患者たちは、仕事の都合や休暇の日程に従って、治療の予定を組んだり、またFIVÈTEチームのほうでは、ついに祭日の手術を免除されることが予想されるのである。

まったく新しい方法はどんなものでもそうだが、国際的なさまざまなチームが得た成果を公表したものは、注意深く検討する必要がある。まず第一に、こうしたチームは絶えず進歩しているので、たいていの場合、断片的な成果の発表になりがちで、あるときは、そうした成果がもっぱら特別順調な成果を得た期間だけのものであったり、またあるときは、FIVÈTEの過程の一段階に限って数字を示して分析していて、不妊症夫婦に適用した治療の全体には言及しないで済ませていたりするからである。とりわけ、ホルモン刺激処置を受けた患者の数に言及していることはめったにない。こうした患者の約二割は、結果に決して現れていないと推測される。というのも、卵子を採取するための手術が行われていないからである（不十分なあるいは異型的な卵子の反応、予定より早く起こった排卵、配偶者の精液の細菌検査が陽性だったことなどのため）。他の多くの研究領域でも知られているこうした方法論的な困難に加えて、FIVÈTEには二つの特殊な側面がある。一つには、妊娠というものが、絶えず進行しながら、長い期間にわたる現象なので、月経が遅れてから子供の誕生に至るまで、これをさまざまな仕方で定義することができる。しごく当然のことながら、もっとも時期の早い定義が、いちばんいいスコアを公表できる定義なのだ。もう一つのＦＩＶÈＴＥの特殊性は、この技法がまったく法的規制のないまま、急速に著しい発展を遂げてしまったことである。それゆえ、「顧客」を集めるのに役立つように、あるいは単に周りと比べて見劣りがしないように、結果を公表するにあたって有利に見せるやり方がいくつもある。つまり、こうした結果は、たとえ絶対に数字が「捏造」されていない場合でも、この技法の過程全体を報告していないのである。当然のことではあるが、よく見かけるように能力が伴わないうちにＦＩＶÈＴＥに参入した多くのグループは、この方法そのものとは別に、将来の婦人科学からのけ者にされまいとする、もっともな気がかりを抱えているのである。

一九八六年末の時点で、フランスには、公私を問わず、数十のＦＩＶÈＴＥセンターがあるが、すべての内科外科施設に適用される資格を除けば、他のどんな資格の対象にもなっていない。これではまるで、ＦＩＶÈＴＥがすでにだれでも行える治療法になってしまったかのようだ。実際には、ＦＩＶÈＴＥセンターは、まず熟練したチームと仕事のできる技術スタッフを、つまり、周知の医療技術と新しい生物学的技術から成る生物医学的技法を備えていなければならない。生殖を専門とする生物学者とではなく、医療検査を仕事とする生物学者とともに、ＦＩＶÈＴＥセンターを作ろうとすることは、婦人科の手術を皮膚科医にやらせようとするようなものだ。ＦＩＶÈＴＥに手を出す医者たちの大部分は、医学と同じくらい生物学にも多くの専門知識があることを知らない。確かに、結果が分かれば、こうした軽率さの証拠となるであろう。しかし、かの名高き医療の守秘義務ゆえに、あらゆる監視が禁じられている以上、だれが正確にしかじかのＦＩＶÈＴＥセンターの能力を把握することができるだろう。あちこちで得られた結果について情報を集めて、潜在的な消費者に知らせる権限を、公的委員会に与える必要があるのである。

一九八五年に三九のフランスのグループが行ったＦＩＶÈＴＥの報告書が、一九八六年四月にまとめられた。この年だけで六〇〇〇件の手術（卵胞穿刺をともなう過程）が行われ、そこから一一〇〇〇個以上のヒトの胚が試験管内で生まれ、八〇〇件の臨床妊娠をもたらした。一九八五年七月以前の手術だけに限って言えば、六〇〇人の子供が誕生し、そのうち異常があったのは六人だけである。この調査は、各チームの活動能力が、成功率に大いに関係していることを明らかにした。つまり、一〇〇回の穿刺につき一五回、一〇回、四回の割合で臨床妊娠に成功したチームが見られるが、この結果は、それぞれのチームが、年に四〇〇回以上、一〇〇〜二〇〇回、五〇回以下穿刺を行ったことに対応しているのである。こうしたちがいは、よく訓練されたチームがより高い技量を示しているか、さもなければ、そうしたチームが、患者を集めるためにいちばん都合のいい事例を選んでいるか、どちらかである。

世界的なレベルでは、一九八六年末の時点で、数千人の子供がＦＩＶÈＴＥによって生まれた。幸運なことに、二つ重要なことが明らかになって、不確定だった部分を補ってくれた。すなわち、女の子も男の子も同じくらい生まれてくるということと、こうした赤ちゃんが完全に正常だということである。最高のチームが、つまり世界中の約二〇のチームが手がけた場合、この方法の現在の性能がどの程度なのか、分析してみることができる。卵子の採取を受けた一〇〇人の患者のうち、およそ七五人の子宮に、一個から三個の胚が移植されていることが分かる。そのうち一五人の患者で、母親の血液中の胚分泌ホルモン（ｈＣＧ）の検出によって、妊娠の開始が認められ、さらにそのうち一〇例の妊娠だけが、正常な子供の出産まで続けられることになる。自然流産の割合が明らかに高いことに驚くかもしれない。実際には、ＦＩＶÈＴＥ患者の体内の胚の活動をごく初期から研究したおかげで、われわれは、月経の予定時期のもっと前から、この結末を予測することができる。それゆえ、もっと遅れて臨床的な兆候から妊娠が明らかになる、自然な生殖のデータと比較する余地はまったくないのである。一〇週目まで発達しない（一五例につき）五例の妊娠のうち、平均二例は、議論の余地のない臨床兆候が現れる前に、中断されてしまう。その後で生じる「臨床的流産」の頻度については、自然な受精で観察される頻度とちがいはない。この割合は、いかなる医学的な介入もなしに成立した妊娠について知られている割合よりはわずかに高いが、排卵を人工的に誘発したときの流産の割合（約二五％）と同じくらいである。一個ないしは複数の胚移植を受けた患者の四人ないしは五人に一人しか妊娠しないのだから、子宮内移植の行為が、ＦＩＶÈＴＥが失敗する主要因と長いあいだ見なされてきた。実際には、子宮に胚を迎えるにあたってホルモン刺激を行う影響とか、とりわけこうした胚の生存能力といった、他の要因がはたらいている。十中八九、こうしたありとあらゆる要因が介入しているのだが、今のところそれぞれの重要性が分かっていないのだ。胚移植は、まだなおうまく制御できない事象の連鎖の、時間的に最後の環にすぎないのである。

もっともきわだって目につくのは、最良のチームの国際的な成果が比較的似通っていることである。すなわち、採卵手術を受けた女性の約一〇％が、九カ月後に運よく子供を出産しているのである（そして、この率は、受精卵の凍結保存の力を借りれば、二倍になる）。にもかかわらず、ホルモン刺激と試験管内培養の方法は、グループによってかなりちがっている。それでも、試験管内段階での成功率は、グループによって五〇～七五％の範囲に納まっている。この観察から、現状の知識では、ＦＩＶÈＴＥはその有効性の限界に達してしまったのではないかという不安が生じてくる。しかしながら、これは、多種多様な医学的適応に対する結果をひとまとめにしたものだから、もっと注意深く分析してみる必要があるだろう。とりわけ、われわれの経験によれば、体外受精の失敗のほとんどが、精液の質の悪さから生じているのである。さらに、一歩退いて眺めるなら、夫婦の身体的な（あるいは心理的な）特性が、ＦＩＶÈＴＥの結果に重大な差異をもたらす原因になっていることを認めざるをえないだろう。その結果、適応に関しては、もっと選択的な態度が、しかしまた、患者個々に特有な問題を解決する方向に研究努力を傾けることも、必要になってくるだろう。こうした研究はまだ始まったばかりなのだ。とりわけ、一つだけしか排卵しない哺乳類、つまり牝ウシの卵巣を刺激するための適切なマニュアルを定めるのに、二〇年以上の仕事が必要だったのに対し、ＦＩＶÈＴＥ患者のホルモン処置は、婦人科医療で慣例として用いられていた処置の焼き直しにすぎない。すなわち、これと同じ物質が、似たような分量で、あるときは無排卵女性に一つだけ排卵を促すために、あるときは正常な月経周期のある女性に過剰排卵（複数の卵子）を促すために、投与されているのである。質の高い卵子を数多く採取できるようになりたければ、卵巣を刺激する新しい様式を考えるしかない。すでに受精卵の凍結保存によって可能になっているように、複数の胚を同時にあるいは断続的に移植すれば、妊娠率は高まるのだから、こうした目的は重要なものである。とはいえ、人類は、哺乳類のなかで、すでに驚くべき例外なのだということを認めなければならない。齧歯類を除けば、人類は、当たり前のように体外受精を行える、唯一の種なのだ。あらゆる種のうち、人類は、かくあるべき正常な時期（すなわち少なくとも受精後三日）より前に、胚を子宮に移植できる唯一の種なのである。

したがって、むしろ考えてみなければならないのは、ＦＩＶÈＴＥの相対的な能力であろう。つまり、ＦＩＶÈＴＥは、胚の冷凍保存を考えに入れなければ、生殖の全プロセスに、卵巣のホルモン刺激だの、排卵前の卵子の捕獲だの、精液の処置だの、配偶子の結合だの、人工的な環境での受精卵の培養だの、胚の子宮への早期の導入だのといった、「人工的な技術」をつぎ込む一連の操作を活用しても、自然出産の半分の有効性しかもたないのである。しかし、こうした操作が配偶子や女性生殖器にもたらす混乱にもかかわらず、生殖能力が完全になくならないのは、まさに人工的に制御された環境を作っているおかげである。そして、FIVÈTEが他の動物と比べてヒトでうまくいくのは、まちがいなくヒトの生殖能力が自然の状態では低いからなのだ。疫学的データが示すところでは、正常な生殖能力をもつ夫婦が持続的な妊娠に至る可能性は、月経周期一回につき一五〜三〇％である。他の動物種と比べて、われわれの種は生殖にうまく適応していないのだ。卵巣の生産力は低く（ひと月に一個の卵子）、精液にはしばしば欠陥があり（男性の二〇〜二五％は「正常でない」精子像《スペルマグラム》を示す）、なかんずく、受精の時期、つまり結合可能な配偶子が生じる時期に関してまったく行動の制御がなく、性的関係は、生理学的調節にではなく、心理的な状況に依存しているのである。実際、まれな例外を除けば、哺乳類の交尾は排卵の時期と一致している。この時期（発情期）に、牝は成熟した卵胞をもち、そこからホルモンが分泌されることによって、牡との関係を受け入れる行動が引き起こされる。こうした調節は、ウサギのように、ときとして完璧な段階まで推し進められることがある。つまり、発情期のウサギの牝では、まさに交尾を行うことによって、一一時間後に排卵が誘発されるのだ。この時期こそ、精子と卵母細胞が最高の受精能力を獲得するのに最適な時期なのである。

FIVÈTEは、ヒトのこうしたあらゆる自然な「欠陥」を埋め合わせてくれる。ホルモン刺激のおかげで生産される卵子の数を増やしたり、いちばん運動性の高い精子を選んだり（一回の射精には通常二億匹の精子が含まれるが、試験管内で必要なのは数千匹だけである）、さらには、質のよい受精卵を共に生み出す能力がもっとも高まる正確な瞬間に、配偶子を結合させてくれるのである。

人工的な技術からFIVÈTEの力が生まれているのだから、現在明らかになっている数字の壁を越えるためには、どうしてもさらなる技術を付け加える必要があるだろう。こうした改善は、すでに当たり前となっている技術に及ぶだろうが、しかし、それはまた、FIVÈTEにその姉妹やいとこに当たる技術を付け加えることにもなるだろう。ただし、その目的は、人間の生殖が家族の問題であり続けることでなければならないのだ。

専門用語集

核型［Caryotype］　一つの個体を構成している細胞それぞれにある、染色体を分析した結果。

ゲノム［Génome］　受精によって伝達される個体の遺伝形質全体。

減数分裂［Méiose］　生殖系細胞が分裂するときの特殊な様式で、これによってそれぞれが互いにまったく異なる配偶子が形成される。

有糸分裂［Mitose］　体細胞（生殖系に属していない細胞）の増殖様式で、これによって一つの細胞は二つの同一の細胞に分裂する。

授精［Insémination］　卵子のすぐそばに精子を置くこと。性的関係をもった際に生じるものを、自然授精と言い、女性の生殖道（膣、子宮頸部、子宮）に精子を注入するときは、人工授精と言われる。体外受精は、人工授精の特殊な形態である。［授精される側から（つまり卵子から）授精を見るとき、これを受精（fécondation）と言い、区別する。］

受精卵［Œuf］もしくは**胚**［Embryon］　一つの卵子が一つの精子と受精した結果生じるもの。一般的に、配偶子どうしが融合してから胚盤胞の段階までを、受精卵と言い、配偶子どうしが融合してから胎児が形成される（六〇日目）までを、胚と言う。

前核［Pronucléi（複）、Pronucléus（単）］　受精したばかりの受精卵の男性および女性核。それぞれの前核が、父親由来もしくは母親由来の染色体を含んでおり、この染色体が個体に唯一無二の特徴を与えることになる。

染色体［Chromosomes］　細胞核の構成要素で、個体ごとに決まった構造をもち、同じ種のすべての細胞に一定の数だけある（人間の場合二三対）。染色体は遺伝形質の媒体である。

着床［Implantation］　胚と子宮壁のあいだに、永続的な細胞どうしの関係が成立する瞬間（受精後一週目ごろ）。

調節［Régulation］　細胞の数が自然にあるいは人為的に修正された後も、正常な発達を続ける胚の特性。この特性ゆえに、動物では、割球の分割や複数の初期の胚の融合（マウスでは九個まで）を行っても、正常な新生児が得られる。

凍結保存［Cryopréservation］　猛烈な寒さを利用して、生きている細胞を長期間保存すること。

透明帯［Zone pellucide］　卵母細胞のまわりに構成される、細胞をもたない覆い。受精後五〜六日目（胚盤胞期）まで残る。

胚移植［Transfert ou Transplantation embryonnaire］　着床可能なように、子宮内に胚を置くこと。

配偶子［Gamètes］　成熟した生殖（もしくは性）細胞。つまり、卵子と精子のこと。

胚盤胞［Blastocyste］　受精後約五日から一〇日目の胚で、小さな細胞（栄養芽層）によって外部と区切られた空洞を内部にもつ。一方の極により大きい細胞（胎芽）が集まっており、ここから個体が発達する。胚盤胞は、はじめ子宮内で固定されておらず、その後七日目に子宮壁に着床する。

割球［Blastomère］　胚盤胞形成以前の初期の胚細胞に与えられた名称。

卵割［Segmentation］　受精卵を構成する細胞の初期の分割。卵割によって、細胞は増殖し、一つ一つの大きさはどんどん小さくなるが、全体としては一定の大きさを保ち（約〇・一㎜）、その周囲は透明帯で覆われている。

卵子［Ovule］　受精する能力をもつ女性配偶子。各々の月経周期の半ばに卵胞から排出されるが、排卵の数時間前に一つの卵母細胞が成熟して生じる。

卵胞［Follicule］　それぞれの卵母細胞のまわりに、卵巣細胞が形成されたもの。排卵の数週前から、卵胞は急速に成長し、液体で充たされた空洞を内部に作る。破裂するときには、直径二㎝以上の大きさになり、（卵子および多くの体細胞に加えて）約五㎤の液体を含んでいる。

卵母細胞［Ovocytes］　本人が生まれる前から、すでに卵巣の中にある女性の生殖細胞。そのうちのわずかな数（約三〇〇）が、思春期から閉経までのあいだに卵子に変化する。

図1：正常な夫婦（妊娠率＝月経周期1回につき15〜30%）

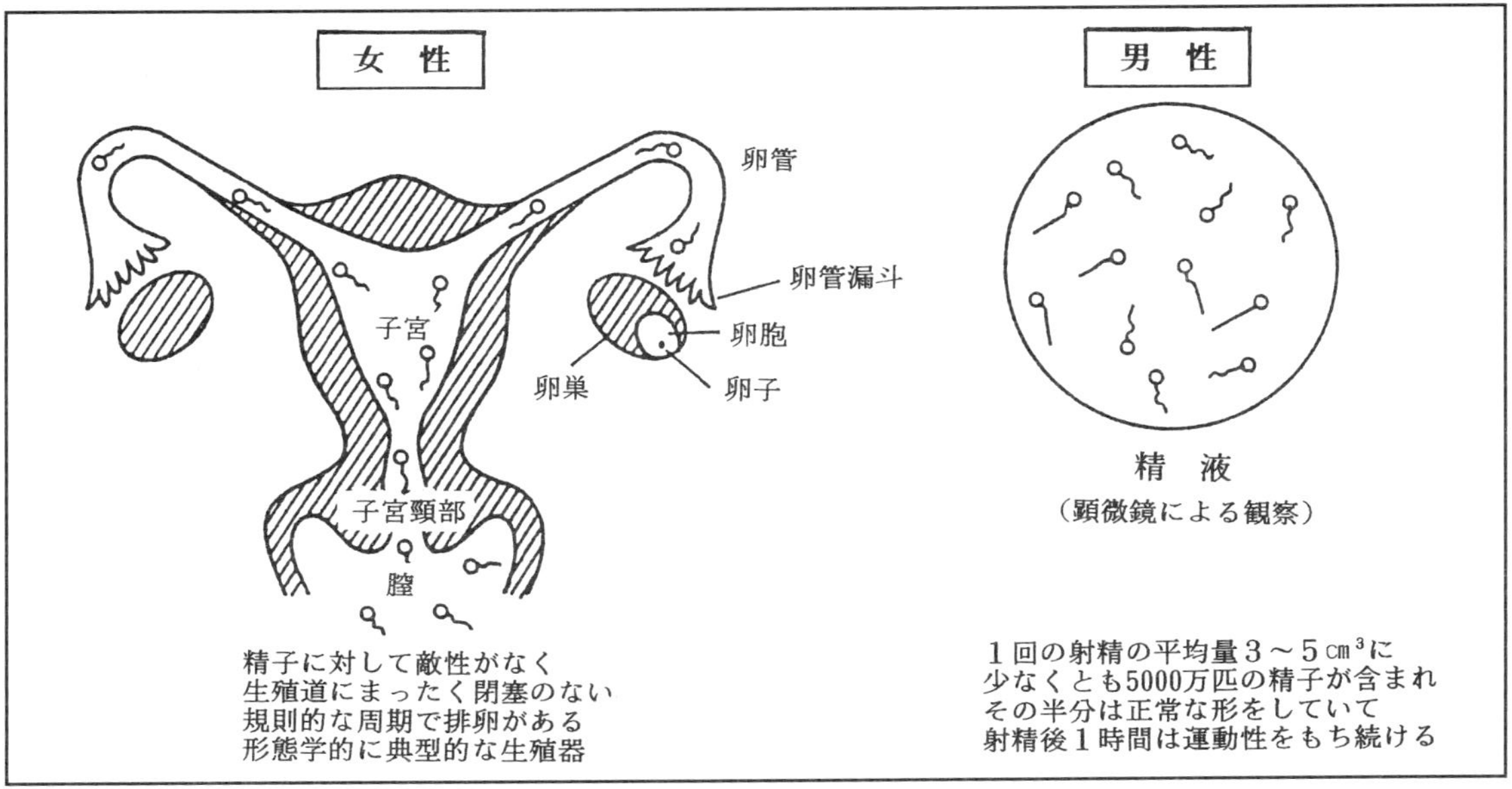

女　性
卵管
卵管漏斗
子宮
卵胞
卵巣
卵子
子宮頸部
膣
精子に対して敵性がなく
生殖道にまったく閉塞のない
規則的な周期で排卵がある
形態学的に典型的な生殖器
男　性
精　液
（顕微鏡による観察）
1回の射精の平均量3〜5㎤に
少なくとも5000万匹の精子が含まれ
その半分は正常な形をしていて
射精後1時間は運動性をもち続ける

図2：FIVÈTEの適応

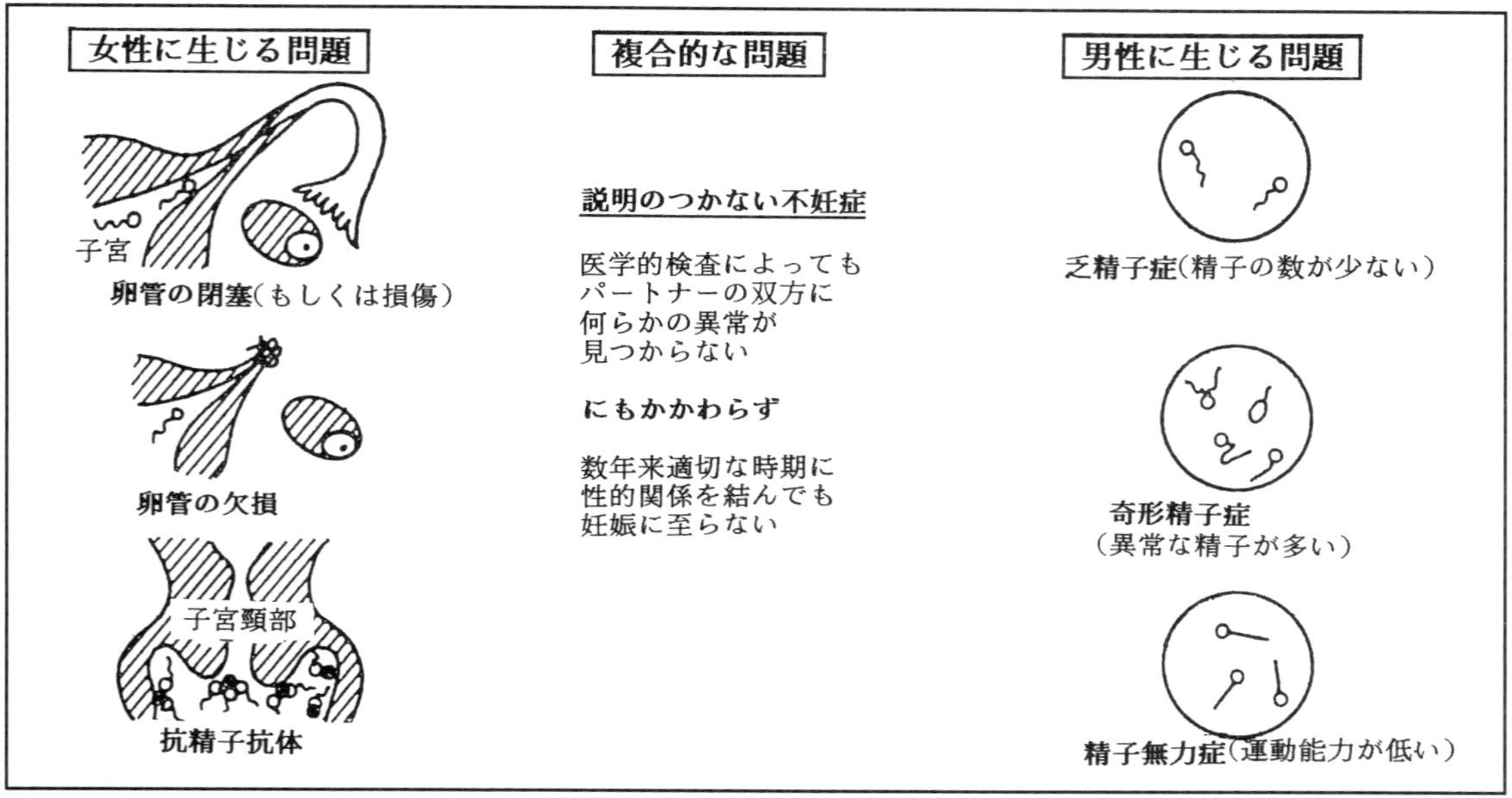
女性に生じる問題
子宮
卵管の閉塞(もしくは損傷)
卵管の欠損
子宮頸部
抗精子抗体
複合的な問題
説明のつかない不妊症
医学的検査によっても
パートナーの双方に
何らかの異常が
見つからない
にもかかわらず
数年来適切な時期に
性的関係を結んでも
妊娠に至らない
男性に生じる問題
乏精子症(精子の数が少ない)
奇形精子症
(異常な精子が多い)
精子無力症(運動能力が低い)

図3：FIVÈTEの過程

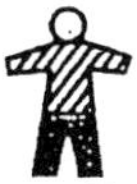

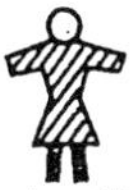

男性	女性
5月1日	月経（FIVÈTEの日程が組まれている場合は丸薬の服用の中止）
5月2日〜11日 衛生上の検査（精液培養）	卵巣刺激処置：クロミフェン ＋複数の卵胞の発達を促進 hMG
5月10日・11日	検査：卵巣の超音波断層検査：卵胞の数を数える 血液中のエストラジオール検査：卵胞の成熟具合の推定
5月11日22時	hCGによる排卵プロセスの開始
5月13日 14時50分 精子の採取	10時 卵子の採取 → 腹腔鏡 → 全身麻酔もしくは局部麻酔 もしくは 超音波断層撮影機で監視しながらの穿刺
5月13〜15日	試験管内の段階：卵子の培養開始 精子の採取と処置 受精と胚の培養
5月15日	胚移植……子宮内に1個から3個
5月18〜27日	ホルモン検査：卵巣の分泌物の質（エストラジオールとプロゲステロン） 胚から分泌されるホルモンの検出（hCG） 日常的な体温検査
5月27日	月経 ↓ 再登録 あるいは 妊娠開始 ↓ 臨床検査

の段階

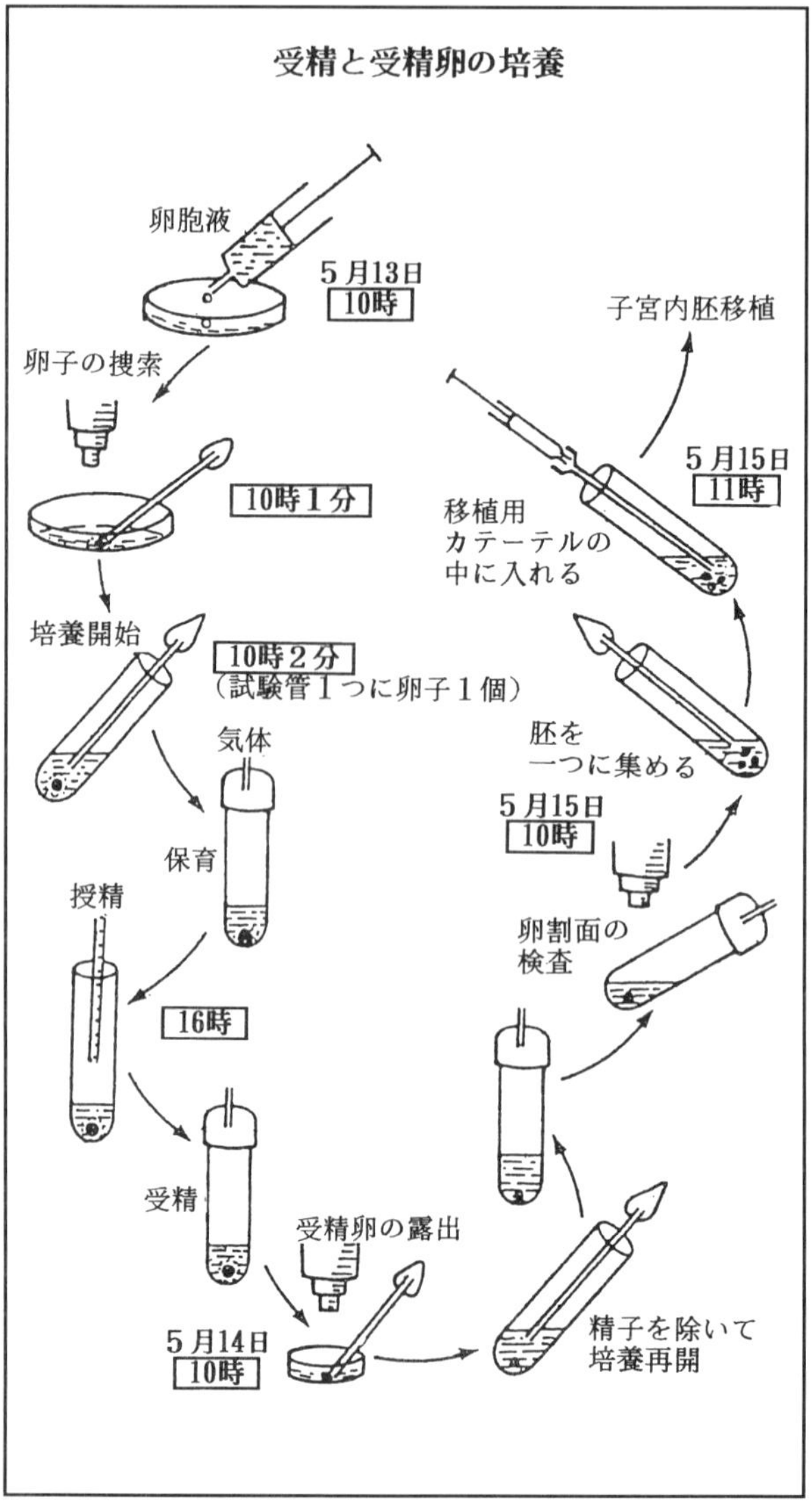
受精と受精卵の培養
卵胞液
5月13日
10時
卵子の捜索
10時1分
培養開始
10時2分
(試験管1つに卵子1個)
気体
保育
授精
16時
受精
受精卵の露出
5月14日
10時
精子を除いて
培養再開
卵割面の
検査
5月15日
10時
胚を
一つに集める
移植用
カテーテルの
中に入れる
5月15日
11時
子宮内胚移植

図4：試験管内

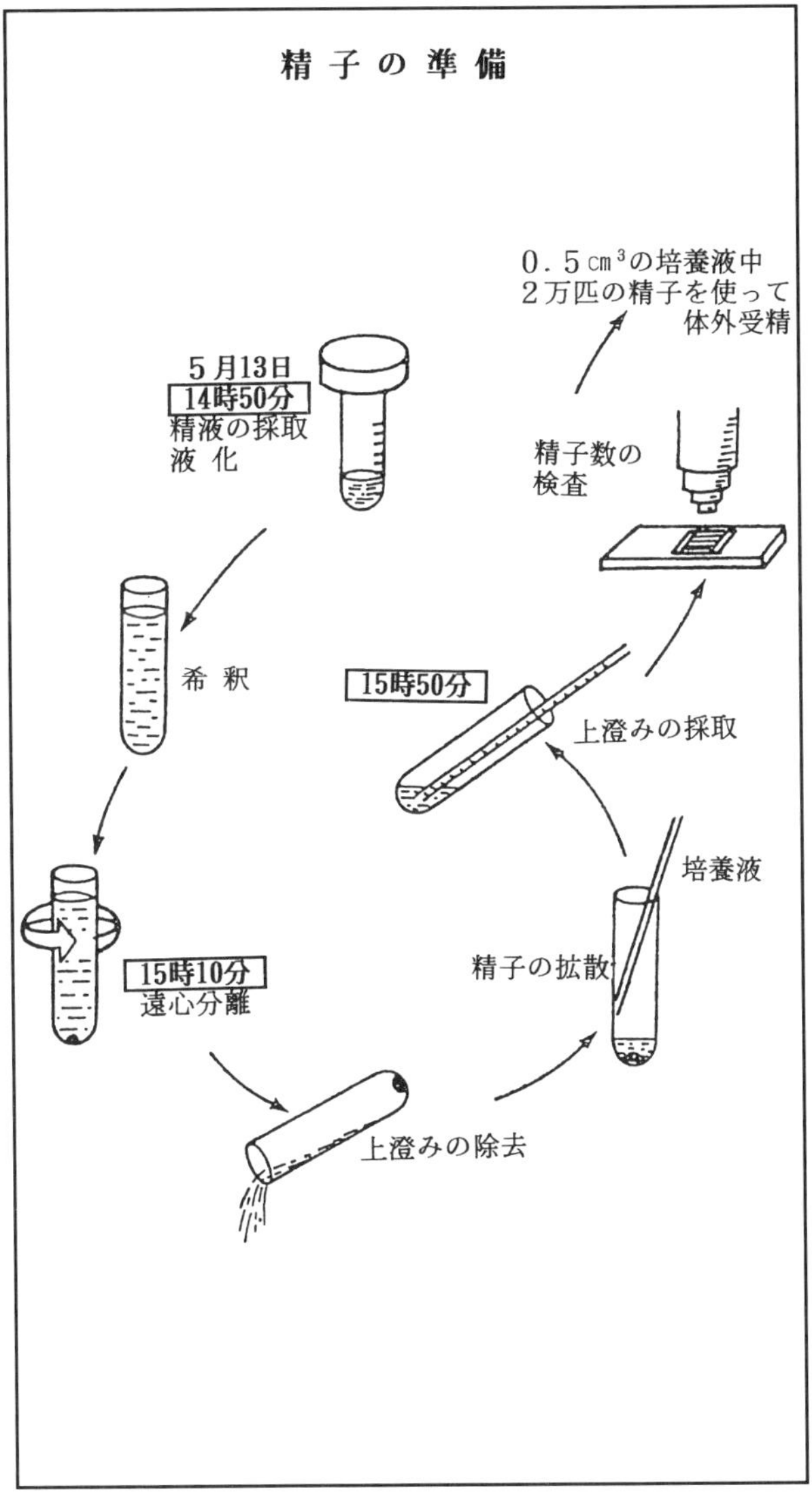
精子の準備
5月13日
14時50分
精液の採取
液化
希釈
15時10分
遠心分離
上澄みの除去
精子の拡散
培養液
15時50分
上澄みの採取
精子数の
検査
0.5㎝³の培養液中
2万匹の精子を使って
体外受精

図5：FIVÈTEを補足する技術

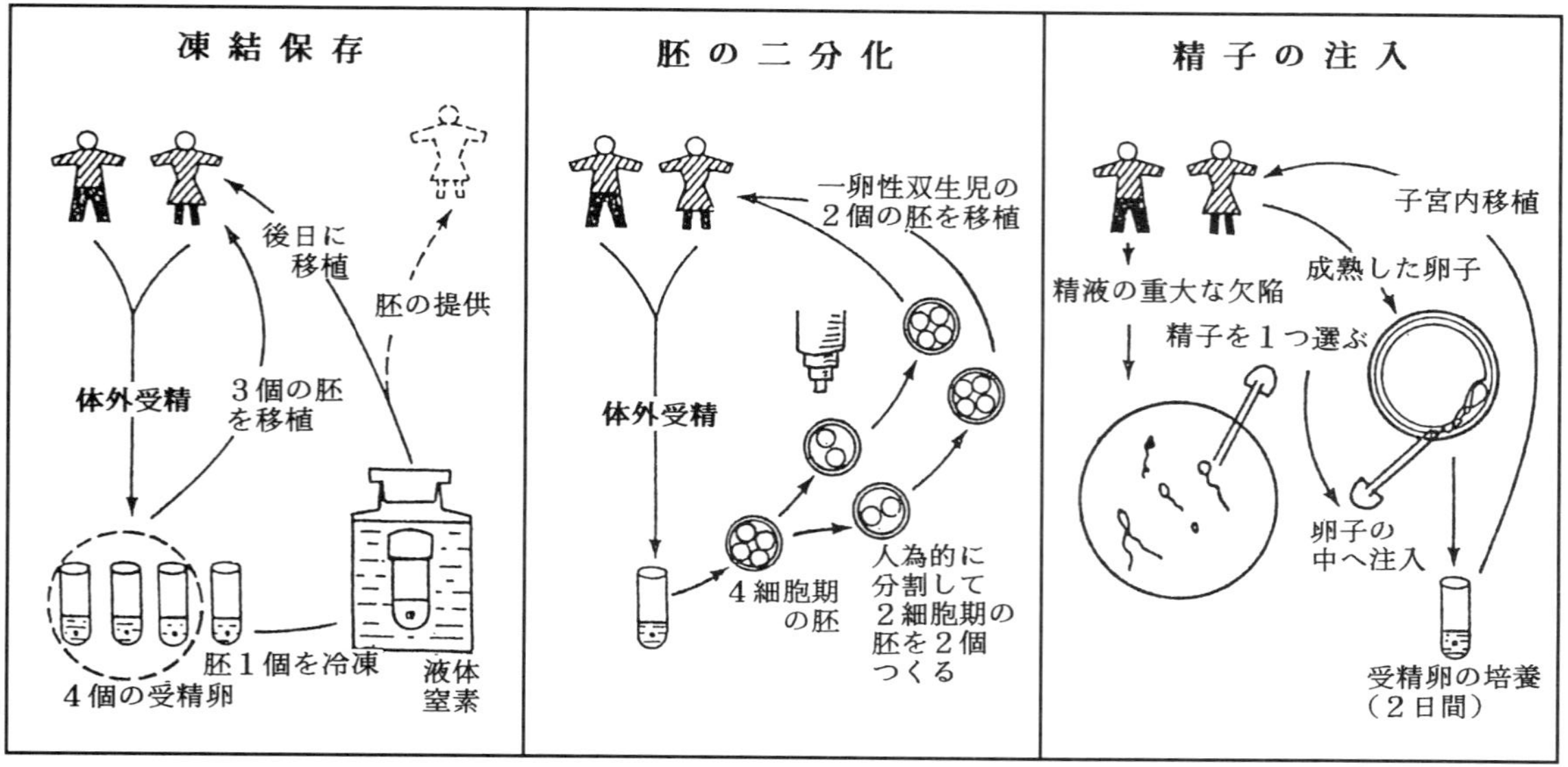
凍結保存
後日に
移植
胚の提供
体外受精
3個の胚
を移植
4個の受精卵
胚1個を冷凍
液体
窒素
胚の二分化
一卵性双生児の
2個の胚を移植
体外受精
4細胞期
の胚
人為的に
分割して
2細胞期の
胚を2個
つくる
精子の注入
子宮内移植
精液の重大な欠陥
成熟した卵子
精子を1つ選ぶ
卵子の
中へ注入
受精卵の培養
(2日間)

図6：FIVÈTEの変種

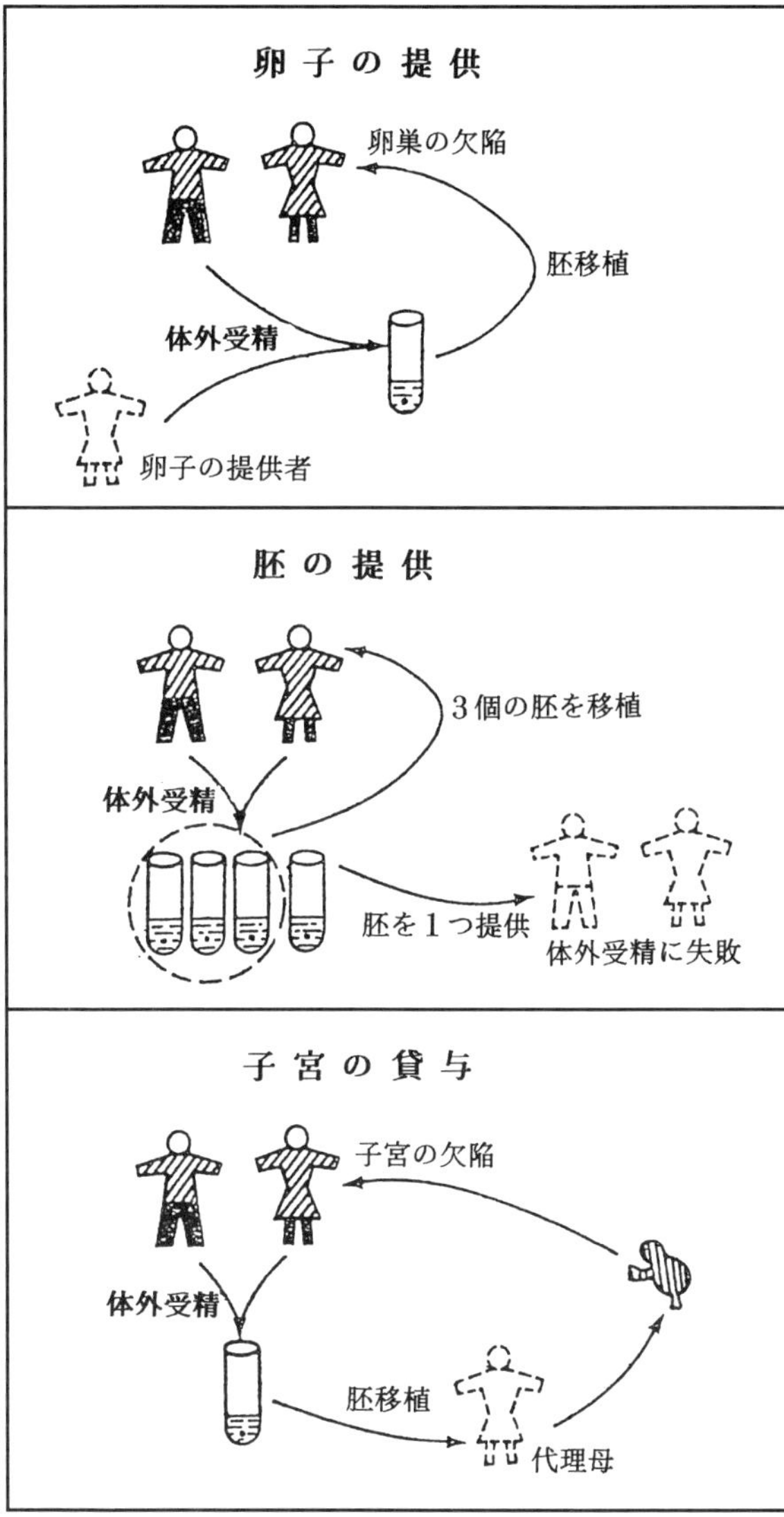

図７：同定と矯正の技術

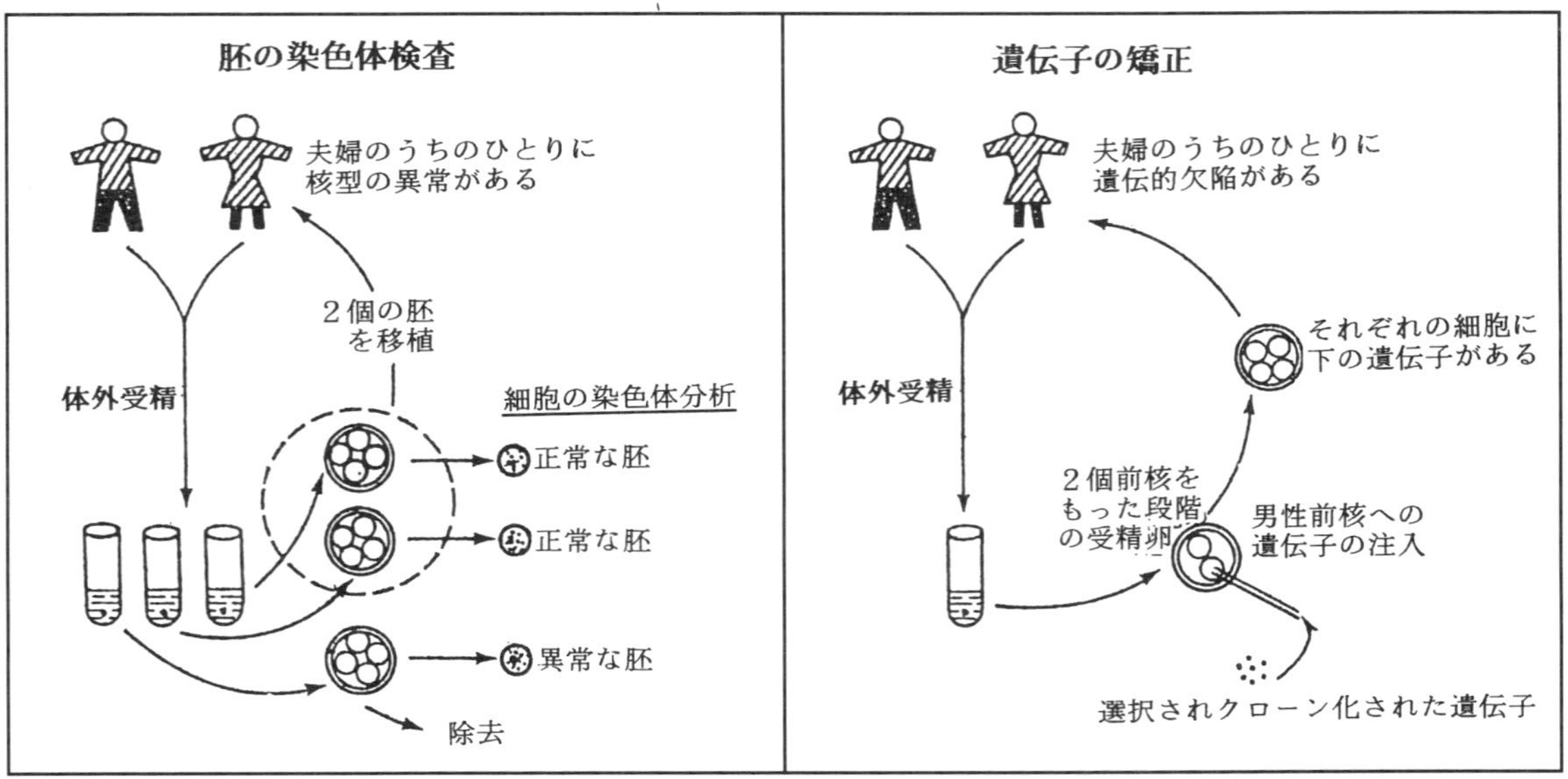
胚の染色体検査
夫婦のうちのひとりに
核型の異常がある
２個の胚
を移植
体外受精
細胞の染色体分析
正常な胚
正常な胚
異常な胚
除去
遺伝子の矯正
夫婦のうちのひとりに
遺伝的欠陥がある
それぞれの細胞に
下の遺伝子がある
体外受精
２個前核を
もった段階
の受精卵
男性前核への
遺伝子の注入
選択されクローン化された遺伝子

図8：FIVÈTEの変質

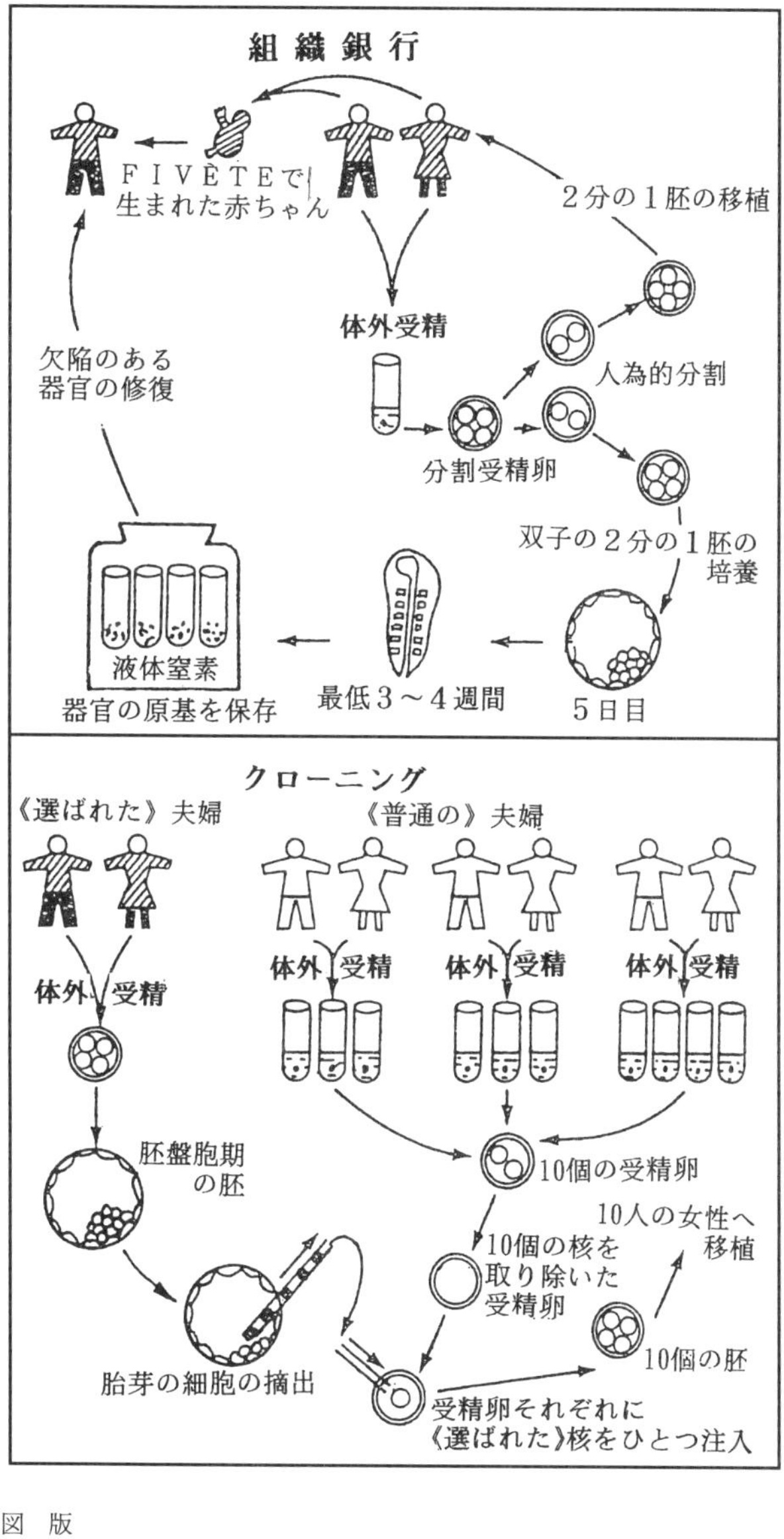

組織銀行
FIVÈTEで
生まれた赤ちゃん
2分の1胚の移植
体外受精
人為的分割
欠陥のある
器官の修復
分割受精卵
双子の2分の1胚の
培養
液体窒素
器官の原基を保存
最低3～4週間
5日目
クローニング
《選ばれた》夫婦
《普通の》夫婦
体外受精
体外受精
体外受精
体外受精
胚盤胞期
の胚
10個の受精卵
10人の女性へ
移植
10個の核を
取り除いた
受精卵
10個の胚
胎芽の細胞の摘出
受精卵それぞれに
《選ばれた》核をひとつ注入

訳者あとがき

本書は、Jacques Testart, *L'Œuf transparent*, Flammarion, 1986. の全訳である。

テスタールの著書の邦訳は初めてのようなので、簡単に著者の経歴を紹介しておく。

一九三九年生まれ。農学・生物学の教育を修め、科学博士。一九六四年から一九七七年まで国立農業研究所（INRA）の研究員。その間、家畜哺乳動物の生殖について研究し、一九七二年フランス初のウシの胚移植及び代理母出産に成功。一九七七年クラマールのアントワーヌ・ベクレール病院研究所に移り、ヒトの体外受精研究に従事。一九八二年二月二四日、フランス初の体外受精児アマンディーヌの誕生に婦人科医ルネ・フリドマンと共に成功。この成功により、国立衛生医学研究所（INSERM）主任研究員とベクレール病院体外受精研究室長を兼任。一九八六年フランス初の冷凍受精卵による胚移植に成功。一九九四年精子注入法による顕微受精、一九九五年精原細胞（精子の元になる細胞）注入による顕微受精にそれぞれフランス初の成功。一言で言うなら、だれもが認める補助生殖技術のフランスにおける第一人者。

もうひとつテスタールには旺盛な著述家の顔がある。数百の論文・寄稿があるそうだが、以下一般向けの著作のみを挙げておく。


『試験管から見世物ベビーまで』*De l'éprouvette au bébé-spectacle*, Complexe, 1984.［次著に吸収解消。］

『透明な卵』*L'Œuf transparent*, Flammarion, coll.《Champs》, 1986.
［本書。体外受精技術の紹介とその応用への批判。］

『ミイラ作りシモン、あるいは魔術師の孤独』*Simon l'embaumeur: ou la Solitude du magicien*, François Bourin, 1987.［テスタール自身を思わせるいささか規格外の科学者を主人公にした小説］

『子供たちのデパート』*Le Magasin des enfants*（テスタール編）, François Bourin, 1990.
［人工生殖技術の倫理についての共同論文集。長文の序文を付す。］

『遺伝子の欲望』*Le Désir du gène*, François Bourin, 1992.
［『透明な卵』を受け継いで全面的に人工生殖技術の優生学的利用を批判した主著。アカデミー・フランセーズ大賞受賞。］

『医療生殖』*La Procréation médicalisée*, Flammarion, coll.《Dominos》, 1993.
［生殖技術の解説とその濫用に対する批判。カラー図版の入った一般向け概説書。］

『カエルと人間　ジャン・ロスタンとの会話』*Des grenouilles et des hommes. Conversations avec Jean Rostand*, Stock, 1995.
［著者の敬愛する高名な生物学者であると同時に、現代文明の批判者としても名高いジャン・ロスタン（1894-1977）の思想の解説書。］

『地球的倫理のために』*Pour une éthique planétaire*, Mille et une nuits/ARTE Éditions, coll.《La Petite Collection》, 1997.
［テレビ局ＡＲＴＥで放送された東ドイツ出身の生物医学者、運動家イエンス・ライヒとの対談と、科学批判の論文一篇を収めた小冊子。］

『イヴ、あるいは繰り返し』*Ève ou la répétition*, Odile Jacob, 1998.［クローン人間をテーマにした小説。］
『可能性としての人類――偶然まかせの生殖から規格に基づいた生産へ』*Des hommes probables: de la procréation aléatoire à la reproduction normative*, Seuil, coll.《Science ouverte》, 1999.
［第三の主著。生殖技術の優生学的利用による未来の人類の予測。］
『生命の雑貨屋で――どうしようもなくリベラルな生物学、医学、生命倫理学』*Au bazar du vivant. Biologie, médecine et bioéthique sous la coupe libérale*, Seuil, coll.《Points virgule》, 2001.
［現代の生物学・医学からいっさいの箍を外したら……。楽しい読み物。］
『操作される生命』*Le Vivant manipulé*, Seuil, coll.《Aujourd'hui et demain》, 2003.

書名を眺めるだけでもテスタールが凡百の科学者でないことはお分かりだろう。これに加えて、実質的な初の著作（本書）にあのミシェル・セールから力のこもった序文をもらい、本人が元トロツキストでパタフィジシャンを自称していることを考え合わせるなら、まったくもってこの人物は、われわれが想像するような一生物学者の範疇にはおよそ納まりきらない才人（怪人？）なのである。

実際、本書の魅力のかなりの部分がこのユニークな人物の性格に負っていることはまちがいない。とりわけ本書のほぼ半分を占める第二章は、言わばテスタールの自伝的要素をもったフランス初の体外受精成功物語となっている。もちろん、この手の成功物語はよくあるものだが、これを同じような内容の、R・エドワーズ、P・ステップトー『試験管ベビー』（時事通信社）や鈴木雅洲『体外受精――成功までのドキュメント』（共立出版）と読み比べてみるなら、彼我のちがいに呆然とすること請け合いである。

つまり、世界初と日本初の体外受精成功物語は、当時まだなお風当たりの強かった体外受精技術を何としてでも擁護せんとするあまり、いかにこの技術がそれまで絶望のどん底にあった不妊症患者を救う福音であり、これを成し遂げるためにどのくらい不屈の努力が必要だったかをこれでもかというくらい強調している。テスタールの言葉を借りるなら、まさにわれわれこそが「人道主義のスター」なんだと連呼しているわけである。これに対して本書はどうだろう。テスタールに言わせれば、真の科学者というものは不幸な人々を救済せんとする聖人どころか、まず第一に研究が好きで好きでたまらぬエゴイストで、実験の合間にはちょっと危ない妄想をたくましくし、凡人並みの浅ましい名誉欲に衝き動かされ、ひとつまちがえば「偏執狂のモグラ」になりかねない哀れな動物なのだ。

こうした率直かつユーモアたっぷりの書き方は、小説まで書いてしまう著者が、お話を面白おかしく読ませるために採用した単なるレトリックなのではない。テスタールのスタイルは本書の、そしてこれに続くすべての著作で彼が叫び続ける不安へと真っすぐにつながっている。すなわち、研究への情熱を除けば、何らあなたたちと変わるところのない科学者や医者を頭から信用してはいけない。どんなに偉大なことをやってのけたとしても、彼らは自分の仕事が将来もたらすあらゆる危険に責任がもてるような万能人ではないのだから、目を離さずに社会が監視すべき要注意人物なのだ、と彼は言っているのである。

では、具体的にテスタールのなわばりである人工生殖技術の分野で彼が訴える危険とはどんなものなのだろう。ここで、二十世紀の核兵器開発に匹敵する二十一世紀の悪夢（福音？）の全体像を詳細に述べることはできないが（興味のある方には、ジェレミー・リフキン『バイテク・センチュリー』、鈴木主税訳、集英社、一九九九年、をお薦めする）、本書で初めてこの問題に接する人のために、ごく簡単にこの危機の構図を説明してみよう。

まず、この危機をもたらす科学的発見には強力な二本の柱がある。一つは、まちがいなく二十世紀最大の科学的業績の一つと言うべき、ワトソンとクリックのDNAの二重らせん構造の発見に始まる分子生物学と遺伝子工学の目もくらむような発展である。われわれの日常生活にもバイオ・テクノロジーや遺伝子治療としてなしくずしに浸透してきているこの科学技術の将来は、現代最高の科学者たちでさえ予測がつかないほどの広がりをもっている。とりわけ、現在進められているヒト・ゲノム計画（ヒトのすべてのDNAの構成を明らかにする計画）が完成すれば、これまで植物やヒト以外の哺乳動物で甘んじてきた科学者の野心を一気に加速するだろう。一言で言うなら、彼らは可能性として人間の設計図を書き直す力を手にし始めているのである。

そして、第一の柱を補完する不可欠な第二の柱が、本書の主題である体外受精技術の完成である。すなわち、どんなに遺伝子工学が発展したとしても、生物の体を構成するすべての細胞のDNAをいちいち修正するわけにはいかない。たった一つの細胞を加工するだけですべての細胞にその修正が行きわたるような細胞とは、受精卵以外にはありえない。まったく別の目的（子供のできない夫婦に子供を産めるようにしてやること）で開発された体外受精技術は、「体外で人工的に受精卵を作る」というその技術ゆえに、個体としての生物の起源を遺伝子工学者の手の届くところに置いてしまったのだ。本書の『透明な卵』というタイトルはまさにこの意味で使われている。母胎の神秘の闇のなかで行われていた生命の設計図の作成は、今や研究室の強力なライトの下でだれの目にも見えるように行うことができるのである。

この二つの柱が手を結ぶところに生ずる危険は、SFの読者ならすでにおなじみのものだろう。『フランケンシュタイン』、『ドクター・モローの島』から『ジュラシック・パーク』まで、人工的に生命を創造したり、怪物を生み出したり、失われた生物をDNAから復元したりする幻想は、どんなに悪夢じみていても、常にわれわれをワクワクさせるものがある（テスタールが挙げる女性同性愛者どうしの妊娠や男性妊娠が、どこかほのぼのとした味わいがあるのもそのためであろう）。残念ながら、われわれのすぐ目の前にあってテスタールが告発する危険は、実はそんなに愉しい悪夢ではない。はるかにずっと陰険なものだ。なぜなら、それは、かつて十六世紀の学者たちが、マクロコスモスとミクロコスモスの照応の理論をよりどころに、「驚異 prodige」と呼んでそこに神の深遠なる意図を読み取った「怪物 monstre」たちをつくることではさらさらなく、どこでどうしてできたのかも定かでない「正常さ norme」を基準にして、ひたすら「異常のない人間」、「質のよい人間」を作ろうとすることだからである。

本書の第四章「同定と矯正の技術」で述べられる「遺伝子診断」は、普通「出生前診断」と「着床前診断」に分けられる。前者は、技術の進歩に伴って、九〇年代に入ってから急速に日常的な医療の現場に浸透したもので、坂井律子『ルポルタージュ　出生前診断』（NHK出版、一九九九年）によれば、すでに当たり前のようにこの国の産婦人科で行われているらしい。本来胎児の重大な遺伝性疾患（デュシェンヌ筋萎縮症、血友病等、確実に命にかかわる異常）を、妊婦の羊水や血液を検査して発見し、その胎児を排除する（すなわち妊娠中絶する）のが目的のこの診断によって、現在では生き続けることの可能な染色体異常（ダウン症候群、ターナー症候群等）をも容易に発見することが可能である。日本のように実質的に中絶がまったく自由な国では（有名な母性保護法［一九九六年までは優生保護法］の「経済的理由」の一箇条があるゆえに）、このことが何を意味するかは断るまでもあるまい。

そして、現在、こうした排除を胎児の段階ではなく、受精卵の段階で行おうとしているのが「着床前診断」である。この技術は本書で述べられているとおりだから繰り返さないが、どうもこの技術は産婦人科医にとってすこぶる魅力的らしい。その理由とは、受精卵の段階での排除は中絶を伴わないので、着床前診断は「お母さんの心理的、宗教的な罪悪感を比較的軽減させる方法」（石原理『生殖革命』、ちくま新書、一九九八年）だからである。もちろん、この技術は体外受精・胚移植を前提にしているので、不妊症患者以外にも体外受精の適用範囲を拡大することになる。現在日本で、着床前診断が厳重に封印されているのはおそらくそのためだろう。（二〇〇五年六月、日本産婦人科学会は、習慣性流産による不妊症患者に着床前診断を強行し除名された神戸の医師のケースを受けて、その適用範囲の見直しに着手した。）つまり、いつでも「正常な子供」を確実に与えてくれる方法としての体外受精が確立したなら、それを不妊症患者だけに制限することはどう考えても不可能なのだから。もしそうなったら、当たり前の性行為で妊娠した子供は何の異常がなくても中絶して（ギャンブルはできない）、「正しい子づくりはすべからく体外受精で」などという時代が来るかもしれないではないか。

「遺伝子診断」の先には「遺伝子の矯正」があるわけだが、さしあたって外部から遺伝子をもってきて自由に置き換えたり、出来の悪い遺伝子を矯正したりできるとは思えないので省略しよう。ただ強調しておかなければならないのは、ジェレミー・リフキンによれば、「着床前診断」の技術をこのまま洗練していくだけで、二十一世紀の半ばには、パーフェクト・ベビーとはいかないまでも（残念ながら原材料は両親のものに限られるので）、デザイナー・チャイルド（ヴァーチャル・チャイルド）なら十分実現可能だそうだ。すなわち、両親の無数の配偶子の組み合わせの中から、最善と思われる組み合わせをもった受精卵を選択する方法の確立である。そうなれば、「できの悪いのは仕方ないでしょ。わたしは、お父さんとお母さんの悪いところばかり似てしまったんだもの」などというしごくもっともな弁解も通用しなくなるわけだ。未来の子供たちにはまったく気の毒なことである。

これくらいのことを知っておけば、本書が、一九八六年という体外受精の初期の時点で、「体外受精の専門家自身」が来るべき危機を予言している、希有な書物であることがお分かりであろう。誤解のないようにしていただきたいが、テスタールは「子供をほしがっている不妊症夫婦に適用する」体外受精の専門家であって、体外受精がこの限定辞を守る限り、いかなる意味でもこの技術に反対していない。さらに、受精卵の提供にいたってはむしろ出生前養子として積極的に賛成しているし、代理母ですら頭から反対しているようには見えない。このように書くと、あるいは混乱してしまう読者がいるかもしれない。少し整理してみよう。

訳者は、この翻訳のために万やむを得ず、かなりの量の関係書を読むことになったのだが、ある時点から奇妙なことに気づいた。この国でこの問題に言及している書物の大半が、技術的な側面（安全か否か）かもしくは制度的な側面（この国の親族構造を混乱させないか）から、体外受精やそこから派生した技術を批判するもので、その根底にある革命的な本質（人間の起源に人間自身が手を加えられるようになったこと）を問題にするものがあまりにも少ないことである。むろん、「女性は自然に産むのが一番！」などと叫んで生殖技術すべてを一蹴したと思い込んでいるような無邪気なものは論外だが、体外受精技術が結果的にもたらす最大の不安は、敢えて言うなら怪物を生み出すことへの不安でもないし、胚の提供や代理母が普及し、遺伝的につながりのない親子が大量に出現して、社会が混乱することでもない。セールが序文で書いているように、この問題の最大の哲学的テーマは、人類自身が人類自身を「身体的に変える可能性を手にした」ということなのだ。

しかも、この「変える」という行為の主体が、狂った独裁者や一部の支配階級になる可能性があるから恐ろしいのではない。テスタールが真に恐れているのは、この主体が、テレビやパソコンや車や家や海外旅行を買う主体と同じ者になること、すなわち「われわれ自身」がこの主体になる可能性があるから恐ろしいのである。ひとりひとりが想像してみていただきたい。あなた自身が子供をつくろうとするとき、もし確実に生まれて来る子供の異常を防ぐことができ、しかもあなた自身がもっている無数の欠陥（鼻の低さから頭の悪さまで、気の短さから近視まで、音痴から足ののろさまで）を遺伝させないような方法が、パソコンや車を買う程度の費用で利用できるとしたら、あなたはこれを無視できるとお思いだろうか。この自由経済と民主主義を基盤とする国で、何が起こるかは火を見るより明らかではないだろうか。人類の条件を根本的に変えるのに独裁者やイデオロギーなど必要はないのである。われわれの欲望自身が人類を変えてしまうのだ。

テスタールが真に危惧しているのはこの展望なのである。この展望の前では、よく言われるように、経済的に豊かな親だけがこの技術を利用して特権階級化することへの不安など大したことではない。今でも金持ちはありとあらゆる手段を用いて子供を教育していて、お望みどおりではないにしてもそれなりの成果は上げている。「とんびが鷹を生んだ」などというすでに懐かしい響きのする成句がいまさらひとつ消えたところで、大勢に影響はなかろう。それよりも、この手段が一般化し、誰にでも手に入れられるサービスになったとき、人類は根本的に変わらざるを得ないのだ。だからこそ、テスタールが本書で呼びかけているのは、科学者や医者、哲学者や倫理学者、政治家や法律家だけではない。それはわれわれひとりひとりなのである。なぜなら、科学の危険を糾弾し、自然保護を訴え、資源のリサイクルにいそしむまさにそうした人々自身が、パソコンを使い車に乗り、あそこが痛いここがかゆいと医者に駆け込み、ありとあらゆる薬を大量に使用している世界で、危険などころかむしろ人類にとってはこのうえもない福音とすら思える（遺伝病は激減し、癌や糖尿病ですら駆逐されるかもしれない）この技術に、いったい誰が抵抗できるだろう。誰もできはしないのである。
「では、そうした未来のどこが悪いのか。いったい何が不安なのか。」と問われるのももっともである。そう、まさしくそこが問題なのだ。この問いに答えることはきわめてむずかしい。テスタールは、「人間の思い出のほうへ」と題された第五章で、その答えを何とか追い詰めようとしているが、明確な答えは少なくともまだどこにもないのである。彼は、このあと、次著『遺伝子の欲望』のなかで、こうした未来を「民主主義的な優生社会」と呼んでその姿をさらにいっそう明確にし、近著『可能性としての人類』では、「偶然まかせの生殖から規格に基づいた生産へ」という副題が示すように、「偶然」と「規格」をキーワードにしてその思索を深化させている。しかし、そこでもたとえば「核兵器は悪である」というような形でこの未来を定義することはできていない。おそらく、われわれの無意識は、この観点から見る限り、すでに結論を出してしまっているのかもしれない。「偶然まかせの危険だらけの人生」と「規格に合った安全な人生」とあなたはどちらを選ばれるだろう。もしかすると、われわれはもうとっくに「変わっている」のかもしれないのだ。

今、訳者の机の上には、十六世紀フランスの宮廷医アンブロワーズ・パレが書いた『怪物と驚異 Des monstres et prodiges』が載っている。この十五年くらい、ときどき本棚から引っ張り出しては、数々の奇怪な挿絵の入ったこの立派な批評版を、巻末の用語集を頼りに読むのを楽しみにしている。先に書いたように、パレにとって、さまざまな奇形や怪物たちは「驚異」ではあっても「存在すべきではない異常」ではなかった（たとえそれがしばしば不吉な予兆だったとしても）。十六世紀の人々にとって、神の創造したこの世にあるものは何ひとつ無意味なものはなく、すべてが何らかの神意を表出するものだったからである。これに対して、現代のまともな進化論者たちは、生物が現在このような姿であることに何の必然性もなかったことを強調する。彼らによれば、六四〇〇万年前に、地球に小惑星が衝突し、恐竜たちが絶滅しなかったら、たぶんホモ・サピエンスは生まれていなかったし、そもそも地球の大きさが今よりほんの少し大きいか小さいか、地球の軌道がほんの少し太陽に近いか遠いかしただけで、この惑星には生命が誕生することとさえなかったはずなのだ。まして、現在この世界で生きているひとりひとりの個人が、現在の遺伝子の組み合わせをもつわれわれである理由は、まったくないと言ってもよいであろう（配偶子どうしのルーレットが当たる確率の低さはもちろんのこと、ある学者の推計によると、日本で戦後中絶された胎児の数は、同じ期間に生まれた日本人の数と等しいという怪談のような話もある）。要するに、どこから見ても、われわれは単なる奇跡的な偶然の産物にすぎないのだ。

こうした科学的真実を前にして、われわれの反応は二つに分かれるだろう。一方には、存在の無根拠性にいらだつ人々がいる。わたしもあなたもこのわたしやあなたでなければならない必然性は何もないのだから、もっと鼻が高くもっと頭がよくもっと才能があってもよかったわけだし、とどのつまり例外なくできそこないにすぎないわれわれは生まれて来ないほうがよかったわけだ（この最後の文の「われわれ」を「かれら」に変えるだけで何が起こるかお分かりだろうか）。他方には、この奇跡的な偶然性ゆえに、すべての存在の脆さ、儚さに価値を見いだす人々がいる。それは「神様から授かった命の大切さ」などと慌てて口走ってしまう善良な人々のことではない。生命のルーレットが機能する限り、選ばれて生まれた者などどこにもいないし、何か努力をしてその大切な命をまっとうしなければならない義務があるわけでもないからである。大切なのは特定の命ではない。こう言ってよければ、すべての命は平等に無意味なのである。これに対して、何よりも大事なのは、途方もないギャンブルに当たって今ここに存在しているという事実ただそれだけ――それ以外の注釈（「あなたはお父さんお母さんの大切な子供だから……」等々）はおそらくすべて有害である――への素朴な驚きなのだ。われわれが前者の反応を示す限り、この世界の未来は暗いように思える。もし後者の見方が可能なら（そんなことが可能だろうか）、パレの時代とはちがって神意の存在しないわれわれの世界で、ありのままの存在は再び「驚異」としての輝きを取り戻すだろう。あなたも、わたしも、すなわちどんなできそこないも、今そこにいること自体が信じがたい奇跡なのだから。

訳者識

二〇〇五年盛夏

りぶらりあ選書

透明な卵
——補助生殖医療の未来

発行　2005年10月20日　　初版第1刷

著者　ジャック・テスタール
訳者　小林幹生
発行所　財団法人　法政大学出版局
〒102-0073 東京都千代田区九段北3-2-7
電話03(5214)5540／振替00160-6-95814
製版，印刷　平文社
鈴木製本所
© 2005 Hosei University Press

ISBN4-588-02225-3
Printed in Japan

著者

ジャック・テスタール

1939年生まれ．農学・生物学を修め，科学博士．1964年から77年まで国立農業研究所（INRA）の研究員．その間，家畜哺乳動物の生殖について研究し，72年フランス初のウシの胚移植および代理母出産に成功．77年アントワーヌ・ベクレール病院研究所に移り，ヒトの体外受精研究に従事．1982年２月24日，フランス初の体外受精児アマンディーヌの誕生に婦人科医ルネ・フリドマンと共に成功．この成功により，国立衛生医学研究所（INSERM）主任研究員とベクレール病院体外受精研究室長を兼任．1986年冷凍受精卵による胚移植，94年精子注入法による顕微受精にそれぞれフランス初の成功を収めるなど，フランスにおける補助生殖技術の第一人者．主著に，本書（1986）のほか，『遺伝子の欲望』（92），『カエルと人間——ジャン・ロスタンとの会話』（95），『可能性としての人類——偶然まかせの生殖から規格に基づいた生産へ』（99）があり，現在も旺盛な著述活動をつづけている．

訳者

小林幹生（こばやし　みきお）

1959年生まれ．東北大学大学院文学研究科（仏語・仏文学専攻）博士課程中退．

りぶらりあ選書

魔女と魔女裁判〈集団妄想の歴史〉	K.バッシュビッツ／川端，坂井訳	¥3800
科学論〈その哲学的諸問題〉	カール・マルクス大学哲学研究集団／岩崎允胤訳	¥2500
先史時代の社会	クラーク，ピゴット／田辺，梅原訳	¥1500
人類の起原	レシェトフ／金光不二夫訳	¥3000
非政治的人間の政治論	H.リード／増野，山内訳	¥ 850
マルクス主義と民主主義の伝統	A.ランディー／藤野渉訳	¥1200
労働の歴史〈棍棒からオートメーションへ〉	J.クチンスキー，良知，小川共著	¥1900
ヒュマニズムと芸術の哲学	T.E.ヒューム／長谷川鉱平訳	¥2200
人類社会の形成（上・下）	セミョーノフ／中島，中村，井上訳	上 品切 下 ¥2800
倫理学	G.E.ムーア／深谷昭三訳	¥2200
国家・経済・文学〈マルクス主義の原理と新しい論点〉	J.クチンスキー／宇佐美誠次郎訳	¥ 850
ホワイトヘッド教育論	久保田信之訳	¥1800
現代世界と精神〈ヴァレリィの文明批評〉	P.ルーラン／江口幹訳	¥980
葛藤としての病〈精神身体医学的考察〉	A.ミッチャーリヒ／中野，白滝訳	¥1500
心身症〈葛藤としての病２〉	A.ミッチャーリヒ／中野，大西，奥村訳	¥1500
資本論成立史（全４分冊）	R.ロスドルスキー／時永，平林，安田他訳	(1)¥1200 (2)¥1200 (3)¥1200 (4)¥1400
アメリカ神話への挑戦（I・II）	T.クリストフェル他編／宇野，玉野井他訳	I ¥1600 II ¥1800
ユダヤ人と資本主義	A.レオン／波田節夫訳	¥2800
スペイン精神史序説	M.ピダル／佐々木孝訳	¥2200
マルクスの生涯と思想	J.ルイス／玉井，堀場，松井訳	¥2000
美学入門	E.スリヨ／古田，池部訳	¥1800
デーモン考	R.M.=シュテルンベルク／木戸三良訳	¥1800
政治的人間〈人間の政治学への序論〉	E.モラン／古田幸男訳	¥1200
戦争論〈われわれの内にひそむ女神ベローナ〉	R.カイヨワ／秋枝茂夫訳	¥3000
新しい芸術精神〈空間と光と時間の力学〉	N.シェフェール／渡辺淳訳	¥1200
カリフォルニア日記〈ひとつの文化革命〉	E.モラン／林瑞枝訳	¥2400
論理学の哲学	H.パットナム／米盛，藤川訳	¥1300
労働運動の理論	S.パールマン／松井七郎訳	¥2400
哲学の中心問題	A.J.エイヤー／竹尾治一郎訳	¥3500
共産党宣言小史	H.J.ラスキ／山村喬訳	¥980
自己批評〈スターリニズムと知識人〉	E.モラン／宇波彰訳	¥2000
スター	E.モラン／渡辺，山崎訳	¥1800
革命と哲学〈フランス革命とフィヒテの本源的哲学〉	M.ブール／藤野，小栗，福吉訳	¥1300
フランス革命の哲学	B.グレトゥイゼン／井上尭裕訳	¥2400
意志と偶然〈ドリエージュとの対話〉	P.ブーレーズ／店村新次訳	¥2500
現代哲学の主潮流（全５分冊）	W.シュテークミュラー／中埜，竹尾監修	(1)¥4300 (2)¥4200 (3)¥6000 (4)¥3300 (5)¥7300
現代アラビア〈石油王国とその周辺〉	F.ハリデー／岩永，菊地，伏見訳	¥2800
マックス・ウェーバーの社会科学論	W.G.ランシマン／湯川新訳	¥1600
フロイトの美学〈芸術と精神分析〉	J.J.スペクター／秋山，小山，西川訳	¥2400
サラリーマン〈ワイマル共和国の黄昏〉	S.クラカウアー／神崎巌訳	¥1700
攻撃する人間	A.ミッチャーリヒ／竹内豊治訳	¥ 900
宗教と宗教批判	L.セーヴ他／大津，石田訳	¥2500
キリスト教の悲惨	J.カール／高尾利数訳	¥1600
時代精神（I・II）	E.モラン／宇波彰訳	I 品切 II ¥2500
囚人組合の出現	M.フィッツジェラルド／長谷川健三郎訳	¥2000

りぶらりあ選書

スミス，マルクスおよび現代	R.L.ミーク／時永淑訳	¥3500
愛と真実〈現象学的精神療法への道〉	P.ローマス／鈴木二郎訳	¥1600
弁証法的唯物論と医学	ゲ・ツァレゴロドツェフ／木下，仲本訳	¥3800
イラン〈独裁と経済発展〉	F.ハリデー／岩永，菊地，伏見訳	¥2800
競争と集中〈経済・環境・科学〉	T.プラーガー／島田稔夫訳	¥2500
抽象芸術と不条理文学	L.コフラー／石井扶桑雄訳	¥2400
プルードンの社会学	P.アンサール／斉藤悦則訳	¥2500
ウィトゲンシュタイン	A.ケニー／野本和幸訳	¥3200
ヘーゲルとプロイセン国家	R.ホッチェヴァール／寿福真美訳	¥2500
労働の社会心理	M.アージル／白水，奥山訳	¥1900
マルクスのマルクス主義	J.ルイス／玉井，渡辺，堀場訳	¥2900
人間の復権をもとめて	M.デュフレンヌ／山縣熙訳	¥2800
映画の言語	R.ホイッタカー／池田，横川訳	¥1600
食料獲得の技術誌	W.H.オズワルド／加藤，禿訳	¥2500
モーツァルトとフリーメーソン	K.トムソン／湯川，田口訳	¥3000
音楽と中産階級〈演奏会の社会史〉	W.ウェーバー／城戸朋子訳	¥3300
書物の哲学	P.クローデル／三嶋睦子訳	¥1600
ベルリンのヘーゲル	J.ドント／花田圭介監訳，杉山吉弘訳	¥2900
福祉国家への歩み	M.ブルース／秋田成就訳	¥4800
ロボット症人間	L.ヤブロンスキー／北川，樋口訳	¥1800
合理的思考のすすめ	P.T.ギーチ／西勝忠男訳	¥2000
カフカ=コロキウム	C.ダヴィッド編／円子修平，他訳	¥2500
図形と文化	D.ペドウ／磯田浩訳	¥2800
映画と現実	R.アーメス／瓜生忠夫，他訳／清水晶監修	¥3000
資本論と現代資本主義（Ⅰ・Ⅱ）	A.カトラー，他／岡崎，塩谷，時永訳	Ⅰ品 切 Ⅱ¥3500
資本論体系成立史	W.シュヴァルツ／時永，大山訳	¥4500
ソ連の本質〈全体主義的複合体と新たな帝国〉	E.モラン／田中正人訳	¥2400
ブレヒトの思い出	ベンヤミン他／中村，神崎，越部，大島訳	¥2800
ジラールと悪の問題	ドゥギー，デュピュイ編／古田，秋枝，小池訳	¥3800
ジェノサイド〈20世紀におけるその現実〉	L.クーパー／高尾利数訳	¥2900
シングル・レンズ〈単式顕微鏡の歴史〉	B.J.フォード／伊藤智夫訳	¥2400
希望の心理学〈そのパラドキシカルアプローチ〉	P.ワツラウィック／長谷川啓三訳	¥1600
フロイト	R.ジャカール／福本修訳	¥1400
社会学思想の系譜	J.H.アブラハム／安江，小林，樋口訳	¥2000
生物学における ランダムウォーク	H.C.バーグ／寺本，佐藤訳	¥1600
フランス文学とスポーツ〈1870～1970〉	P.シャールトン／三好郁朗訳	¥2800
アイロニーの効用〈『資本論』の文学的構造〉	R.P.ウルフ／竹田茂夫訳	¥1600
社会の労働者階級の状態	J.バートン／真実一男訳	¥2000
資本論を理解する〈マルクスの経済理論〉	D.K.フォーリー／竹田，原訳	¥2800
買い物の社会史	M.ハリスン／工藤政司訳	¥2000
中世社会の構造	C.ブルック／松田隆美訳	¥1800
ジャズ〈熱い混血の音楽〉	W.サージェント／湯川新訳	¥2800
地球の誕生	D.E.フィッシャー／中島竜三訳	¥2900
トプカプ宮殿の光と影	N.M.ペンザー／岩永博訳	¥3800
テレビ視聴の構造〈多メディア時代の「受け手」像〉	P.バーワイズ他／田中，伊藤，小林訳	¥3300
夫婦関係の精神分析	J.ヴィリィ／中野，奥村訳	¥3300
夫婦関係の治療	J.ヴィリィ／奥村満佐子訳	¥4000
ラディカル・ユートピア〈価値をめぐる議論の思想と方法〉	A.ヘラー／小箕俊介訳	¥2400

十九世紀パリの売春	パラン=デュシャトレ／A.コルバン編 小杉隆芳訳	¥2500
変化の原理〈問題の形成と解決〉	P.ワツラウィック他／長谷川啓三訳	¥2200
デザイン論〈ミッシャ・ブラックの世界〉	A.ブレイク編／中山修一訳	¥2900
時間の文化史〈時間と空間の文化／上巻〉	S.カーン／浅野敏夫訳	¥2300
空間の文化史〈時間と空間の文化／下巻〉	S.カーン／浅野，久郷訳	¥3400
小独裁者たち〈両大戦間期の東欧における民主主義体制の崩壊〉	A.ポロンスキ／羽場久浘子監訳	¥2900
狼狽する資本主義	A.コッタ／斉藤日出治訳	¥1400
バベルの塔〈ドイツ民主共和国の思い出〉	H.マイヤー／宇京早苗訳	¥2700
音楽祭の社会史〈ザルツブルク・フェスティヴァル〉	S.ギャラップ／城戸朋子，小木曽俊夫訳	¥3800
時間 その性質	G.J.ウィットロウ／柳瀬睦男，熊倉功二訳	¥1900
差異の文化のために	L.イリガライ／浜名優美訳	¥1600
よいは悪い	P.ワツラウィック／佐藤愛監修，小岡礼子訳	¥1600
チャーチル	R.ペイン／佐藤亮一訳	¥2900
シュミットとシュトラウス	H.マイアー／栗原，滝口訳	¥2000
結社の時代〈19世紀アメリカの秘密儀礼〉	M.C.カーンズ／野﨑嘉信訳	¥3800
数奇なる奴隷の半生	F.ダグラス／岡田誠一訳	¥1900
チャーティストたちの肖像	G.D.H.コール／古賀，岡本，増島訳	¥5800
カンザス・シティ・ジャズ〈ビバップの由来〉	R.ラッセル／湯川新訳	¥4700
台所の文化史	M.ハリスン／小林祐子訳	¥2900
コペルニクスも変えなかったこと	H.ラボリ／川中子，並木訳	¥2000
祖父チャーチルと私〈若き冒険の日々〉	W.S.チャーチル／佐藤佐智子訳	¥3800
有閑階級の女性たち	B.G.スミス／井上，飯泉訳	¥3500
秘境アラビア探検史（上・下）	R.H.キールナン／岩永博訳	上¥2800 下¥2900
動物への配慮	J.ターナー／斎藤九一訳	¥2900
年齢意識の社会学	H.P.チュダコフ／工藤，藤田訳	¥3400
観光のまなざし	J.アーリ／加太宏邦訳	¥3300
同性愛の百年間〈ギリシア的愛について〉	D.M.ハルプリン／石塚浩司訳	¥3800
古代エジプトの遊びとスポーツ	W.デッカー／津山拓也訳	¥2700
エイジズム〈優遇と偏見・差別〉	E.B.パルモア／奥山，秋葉，片多，松村訳	¥3200
人生の意味〈価値の創造〉	I.シンガー／工藤政司訳	¥1700
愛の知恵	A.フィンケルクロート／磯本，中嶋訳	¥1800
魔女・産婆・看護婦	B.エーレンライク，他／長瀬久子訳	¥2200
子どもの描画心理学	G.V.トーマス，A.M.J.シルク／中川作一監訳	¥2400
中国との再会〈1954—1994年の経験〉	H.マイヤー／青木隆嘉訳	¥1500
初期のジャズ〈その根源と音楽的発展〉	G.シューラー／湯川新訳	¥5800
歴史を変えた病	F.F.カートライト／倉俣，小林訳	¥2900
オリエント漂泊〈ヘスター・スタノップの生涯〉	J.ハズリップ／田隅恒生訳	¥3800
明治日本とイギリス	O.チェックランド／杉山・玉置訳	¥4300
母の刻印〈イオカステーの子供たち〉	C.オリヴィエ／大谷尚文訳	¥2700
ホモセクシュアルとは	L.ベルサーニ／船倉正憲訳	¥2300
自己意識とイロニー	M.ヴァルザー／洲崎惠三訳	¥2800
アルコール中毒の歴史	J.-C.スールニア／本多文彦監訳	¥3800
音楽と病	J.オシエー／菅野弘久訳	¥3400
中世のカリスマたち	N.F.キャンター／藤田永祐訳	¥2900
幻想の起源	J.ラプランシュ，J.-B.ポンタリス／福本修訳	¥1300
人種差別	A.メンミ／菊地，白井訳	¥2300
ヴァイキング・サガ	R.プェルトナー／木村寿夫訳	¥3300
肉体の文化史〈体構造と宿命〉	S.カーン／喜多迅鷹・喜多元子訳	¥2900

サウジアラビア王朝史	J.B.フィルビー／岩永，冨塚訳	¥5700
愛の探究〈生の意味の創造〉	I.シンガー／工藤政司訳	¥2200
自由意志について〈全体論的な観点から〉	M.ホワイト／橋本昌夫訳	¥2000
政治の病理学	C.J.フリードリヒ／宇治琢美訳	¥3300
書くことがすべてだった	A.ケイジン／石塚浩司訳	¥2000
宗教の共生	J.コスタ＝ラスクー／林瑞枝訳	¥1800
数の人類学	T.クランプ／髙島直昭訳	¥3300
ヨーロッパのサロン	ハイデン＝リンシュ／石丸昭二訳	¥3000
エルサレム〈鏡の都市〉	A.エロン／村田靖子訳	¥4200
メソポタミア〈文字・理性・神々〉	J.ボテロ／松島英子訳	¥4700
メフメト二世〈トルコの征服王〉	A.クロー／岩永，井上，佐藤，新川訳	¥3900
遍歴のアラビア〈ベドウィン揺籃の地を訪ねて〉	A.ブラント／田隅恒生訳	¥3900
シェイクスピアは誰だったか	R.F.ウェイレン／磯山，坂口，大島訳	¥2700
戦争の機械	D.ピック／小澤正人訳	¥4700
住む　まどろむ　嘘をつく	B.シュトラウス／日中鎮朗訳	¥2600
精神分析の方法Ｉ	W.R.ビオン／福本修訳	¥3500
考える／分類する	G.ペレック／阪上脩訳	¥1800
バビロンとバイブル	J.ボテロ／松島英子訳	¥3000
初期アルファベットの歴史	J.ナヴェー／津村，竹内，稲垣訳	¥3500
数学史のなかの女性たち	L.M.オーセン／吉村，牛島訳	¥1700
解決志向の言語学	S.ド・シェイザー／長谷川啓三監訳	¥4500
精神分析の方法II	W.R.ビオン／福本修訳	¥4000
バベルの神話〈芸術と文化政策〉	C.モラール／諸田，阪上，白井訳	¥4000
最古の宗教〈古代メソポタミア〉	J.ボテロ／松島英子訳	¥4500
心理学の７人の開拓者	R.フラー編／大島，吉川訳	¥2700
飢えたる魂	L.R.カス／工藤，小澤訳	¥3900
トラブルメーカーズ	A.J.P.テイラー／真壁広道訳	¥3200
エッセイとは何か	P.グロード，J.-F.ルエット／下澤和義訳	¥3300
母と娘の精神分析	C.オリヴィエ／大谷，柏訳	¥2200
女性と信用取引	W.C.ジョーダン／工藤政司訳	¥2200
取り消された関係〈ドイツ人とユダヤ人〉	H.マイヤー／宇京早苗訳	¥5500
火　その創造性と破壊性	S.J.パイン／大平章訳	¥5400
鏡の文化史	S.メルシオール＝ボネ／竹中のぞみ訳	¥3500
食糧確保の人類学	J.ポチエ／山内，西川訳	¥4000
最古の料理	J.ボテロ／松島英子訳	¥2800
人体を戦場にして	R.ポーター／目羅公和訳	¥2800
米国のメディアと戦時検閲	M.S.スウィーニィ／土屋，松永訳	¥4000
十字軍の精神	J.リシャール／宮松浩憲訳	¥3200
問題としてのスポーツ	E.ダニング／大平章訳	¥5800
盗まれた手の事件〈肉体の法制史〉	J.-P.ボー／野上博義訳	¥3600
パステルカラーの罠〈ジェンダーのデザイン史〉	P.スパーク／菅，暮沢，門田訳	¥3800
透明な卵〈補助生殖医療の未来〉	J.テスタール／小林幹夫訳	

（表示価格は本書刊行時のものです．表示価格は，重版に際して変わる場合もありますのでご了承願います．なお表示価格に消費税は含まれておりません．）